Eli Wadler erzählt über sich, über sein Leben, seinen Weg mit Moshe Feldenkrais. Es resultiert daraus eine Geschichte, wie sie nur einer erzählen kann, der von Anfang an dabei war. Seit 1969, als er jüngster Schüler in der ersten Gruppe von 12 Leuten war, die Moshe Feldenkrais speziell ausgesucht und ausgebildet hatte, dann als Assistent und später Nachfolger seines Lehrers, bestimmt die Lehre von Moshe Feldenkrais sein Leben. In der eigenen Praxis in Tel-Aviv und in der Arbeit als zertifizierter Lehrer hat er die Methode stetig weiterentwickelt, und sein Wissen und seine enorme Erfahrung an seine Schüler weitergegeben. Dieses Büchlein will nicht die Methode Feldenkrais darstellen, sondern die Gedanken eines authentischen Zeugen vermitteln - als Geschichtsstunde, als Erzählung, einfach zum Zuhören. Die Gespräche wurden nicht vorbereitet, sie entstanden einfach aus dem Bedürfnis, den Erzähler besser kennen zu lernen. Die Transkripte wurden mit Absicht in ihrer sprachlichen Originalität belassen, um den Erzählfluss so authentisch wie möglich zu vermitteln. Eli Wadler ist in der hebräischen Sprache aufgewachsen. Die Fotos zeigen Moshe Feldenkrais bei der Arbeit mit dem Mädchen Onika, damals fünf Jahre alt, anlässlich einer Ausbildungsstunde der ersten zwölf. Dazu zwei Aufnahmen aus einer ATM-Stunde in der Alexander-Yanai-Strasse, mit dem noch sehr jungen Eli Wadler. Die neueren Bilder stammen aus den aktuellen Ausbildungskursen in Zurzach.

Helmut Wehren 1944 geboren, Ingenieur, Schüler von Eli Wadler. Feldenkrais - ein Thema seit den Sechziger Jahren.

Feldenkrais

Eli Wadler

**Fliessende Bewegung
von Kopf bis Fuss
in lebendiger Praxis**

Autor: Helmut Wehren

Mit einem Vorwort von
Päivi Nikula-Väisänen

Copyright: Alle Rechte am Text und an den Fotos aus den Kursen in Zurzach liegen beim Autor.
Alle Rechte an den historischen Fotos aus Tel-Aviv liegen bei Eli Wadler.
Herstellung und Verlag: Books on Demand GmbH, Norderstedt
1. Auflage 2003, CH3303 Jegenstorf
ISBN 3-8334-0637-2

Inhalt

Eli Wadler als Lehrer

Es sind heute genau 17 Jahre, seit ich Eli Wadler kennengelernt habe. Ich hatte noch keine grosse Ahnung über die Feldenkrais-Methode, weil ich den Namen dieser Methode erst ein Jahr vor unserer Bekanntschaft gehört hatte. Ein Kollege an meinem damaligen Arbeitsplatz hatte mir darüber erzählt. Er sprach ununterbrochen von dieser komischen 'Feldenkrais-Methode'.

Als Freundin der Mathematik und Physik dachte ich immer, dass es an meinen begrenzten Sprachkenntnissen lag, dass ich diesen Ausdruck der Physik nicht kannte. Denn Feldenkrais konnte in meinen Ohren und Augen nur etwas mit physikalischen Feldern und Kreisen zu tun haben.

Dieser Kollege hat sich Zeit genommen und die Geduld gehabt, mir in allen möglichen Einzelheiten zu erklären, was die Feldenkrais-Methode ist. Er war damals selber in seinen ersten Feldenkrais-Ausbildungsjahren – und davon begeistert, wie sonst kein anderer. Heute weiss ich, wie schwierig seine Aufgabe sein musste, wie unmöglich es war, jemandem eine derart komplexe, vielfältige Methode in Worte zu fassen und verständlich zu machen. Bestimmt hatte ich nicht viel davon kapiert; ich war auch jung und relativ unerfahren. Er hat es jedenfalls geschafft, mich sehr, sehr neugierig zu machen. Er hat mir die ganze Welt der Möglichkeiten geöffnet. Ich bin ihm zutiefst dankbar.

Das ist der Grund, warum ich darauf gedrängt habe, den ersten Feldenkrais-Kurs von Eli Wadler besuchen zu dürfen, der 1986 in der Reha-Klinik Zurzach (Schweiz) organisiert wurde, in der ich damals arbeitete. Ich hatte das grosse Glück, dass ich am Kurs tatsächlich teilnehmen durfte. Ich dachte, dass ich unter einer glücklichen Fügung stand, so passend war diese Methode in Bezug auf meine vielen Fragen in meiner bisherigen Physiotherapiearbeit.

In meiner Naivität hatte ich dann nicht nach mehr Informationen gesucht. Erst nach dem Kurs begriff ich, dass es auch Bücher über die Feldenkrais-Methode gab. Sofort habe ich mir drei Bücher von Moshe Feldenkrais gekauft, wahrscheinlich dem gewöhnlichen Lauf der Dinge entsprechend: 'Bewusstheit durch Bewegung', 'Der Fall Doris' und 'Die Entdeckung des Selbstverständlichen'.

Am besten hat mir 'Die Entdeckung des Selbstverständlichen' gefallen. Es liess sich lesen, wie ein Roman. Danach kam 'Der Fall Doris'. Mit dem Grundbuch 'Bewusstheit durch Bewegung' konnte ich lange nichts anfangen. Es war mir zu abstrakt, zu ungebunden und zu unabhängig in den Themen. Dadurch war ich verwirrt.

Nach dem ersten Kurs bei Eli Wadler habe ich, wie alle 'Begeisterten' sofort probiert, wie das mit Mitmenschen funktionieren könnte. Ob sie auch den Enthusiasmus von mir teilen und an sich etwas erfahren könnten. Ich hatte die besten Chancen in der Physioarbeit, weil die Menschen für ihr körperliches Wohlsein etwas suchten. Da die Methode ja konkret mit dem Körper zu tun hat, lag es auf der Hand, dass die Feldenkrais-Methode als solche von einer Physiotherapeutin akzeptiert werden könnte. Manchmal endete dies in einem Lachkrampf der Patienten, weil sie es z. B. nicht mehr aushielten, nach dem sie die Distanz zwischen der Nase und dem Knie zum dritten Mal in der Vorstellung messen mussten.

Damals habe ich viel mit den Patienten gelacht, aus verständlichen Gründen. Aber gleichzeitig fühlte ich, dass da etwas nicht in Ordnung war, weil sie sich gar nicht in sich vertiefen konnten. Etwas musste ich noch kapieren, dachte ich. Immer hatte ich die Vorstellung, dass es nur ein 'Ding' ist, eine Technik, die ich noch nicht begriffen hatte.

Dann hatte ich das grosse Glück, zum zweiten Mal einen Kurs von Eli Wadler zu besuchen. Ich hörte, dass er erneut an unsere Klinik kommt – ich war unter den auserwählten des Personals, die den Kurs besuchen durften.

Eli Wadler hat damals wenig gesprochen. Ich dachte, dass es mit der Methode zu tun hat. Nachher habe ich verstanden, dass es genausogut mit der Methode hätte zu tun haben können, dass aber Eli Wadler damals die deutsche Sprache noch nicht so beherrscht hat. Er hat nur etwas Übung gebraucht um sich richtig entfalten zu können. Aber der Methode hat es überhaupt nicht geschadet. So wenig – und auch so viel ! - hat es mit der Sprache zu tun, und damit, dass das Interesse bei den Schülern entsteht, bleibt und wächst..

In der Zwischenzeit habe ich 1992 die vierjährige Feldenkrais-Ausbildung abgeschlossen. Danach ist vieles passiert: Ich bin zurück nach Finnland gezogen, war dort die erste und damals – für viele Jahre – einzige Feldenkrais-Pädagogin. Ich habe viele, viele Jahre mit anderen versucht, die Feldenkrais-Methode in Worte zu fassen. Viele Menschen sind so neugierig darüber gewesen, wie ich es bei meinem Kollegen war. Mit dieser Neugier der anderen habe ich ein festes Fundament bauen können, wie so etwas Unerklärliches überhaupt erklärt werden kann.

Man darf nicht versuchen, zu genau auf den Punkt zu kommen. Es ist von Vorteil, wenn dem eigenen System des Zuhörens viel Raum gegeben wird. Vielen Perspektiven und vielen Möglichkeiten muss Raum gewährt werden, aber das kann man erst, wenn man sie selber hat. Die allergrösste Schwierigkeit ist meiner Meinung nach: Geduld zu haben – Geduld, dass man nicht zu früh eingreift, dass man nicht 'korrigiert'. Geduld, dass man jedem seine Zeit lässt, Geduld, dass man nicht versucht, mit Worten jemandem ein Erlebnis zu verkaufen. Denn das wäre ein billiger Versuch des Korrigierens und des eigenen 'Besser-Wissens'.

Meine multikulturelle Familie hatte dann 1997 beschlossen, für ein Jahr nach Deutschland zu ziehen. Es hatte sich dann so ergeben, dass ich eine Freundin in der Schweiz besuchen wollte. Auf dem Weg zu ihr lag Zurzach. Ich hörte, dass dort gerade ein Feldenkrais-Kurs von Eli Wadler stattfinde. Ich durfte ihn einen Tag besuchen. So hat sich der Kreis geschlossen: Ich war bei dem Lehrer, der mich in den ersten enthusiastischen Jahren erlebt hatte. Ich war aber anders, und er war anders, weil Zeit einer der wichtigsten Faktoren des Lebens und eines Prozesses ist. Der Lehrer, den ich damals als alles kennend, fast vollkommen gesehen, erlebte, hatte riesige Schritte gemacht. Und ich, die doch glaubte, jetzt viel mehr verstanden zu haben, war immer noch Lichtjahre von ihm entfernt. Aber wir kannten einander. Er war mein Lehrer von damals.

Als ich dann 1997 Eli's Assistentin wurde und wir zusammen arbeiteten , hat er sich intensiv bemüht, mir zu zeigen wie er denkt, was er wichtig findet, was seiner Meinung nach wie gemacht werden sollte. Ich habe eine derart intensive Schule durchgemacht, dass ich manchmal aus lauter Überforderung nur noch schlafen konnte, damit wenigstens im Schlaf etwas bearbeitet wurde. Ich war voller Begeisterung! So viel Lernen, ein so klarer Lehrer mit so deutlichen Anweisungen. Solch präzise Griffe, so schöner Aufbau des Unterrichtens, wo keiner einschlafen muss, weil jedem etwas angeboten wird. So vielfältige, phänomenale Ideen, um Bewegungen in den verschiedenen Bereichen des Körpers zu ermöglichen.

Ich mag mich noch an die Zeit erinnern, wo Eli und ich uns kennengelernt haben, wo er so viel Erfahrung gehabt hat, wie ich jetzt habe. Heute sagt Eli zu mir : "Erinnerst Du Dich, wie damals meine Arbeit noch nicht so gut war?". Ich nicke und denke, dass ich leider erst dort stehe. Natürlich ist es heute anders als in meinen Anfängen, verstehe ich doch heute eine Menge über die Methode, aber ich sehe auch, dass es einen Weg zu gehen gibt, der nicht aufhört.

Es gibt Momente, wo man glaubt, etwas von der Methode verstanden zu haben. Dann wieder Momente, wo man nicht mehr weiss, wohin einen das Denken führt. Dann gibt es aber Momente, wo das Denken zu der Bewegung fliesst, wie von alleine. Dann denkt, fühlt und spürt man, alles zur selben Zeit.

Ich bin Eli unheimlich dankbar für so viele klare Antworten, für den Raum, meine Unklarheiten – auch in schwierigen Situationen – zu klären. Ich bin sehr glücklich, dass ich die Möglichkeit gehabt habe, in seiner Gegenwart meine Erfahrungen zu vertiefen. Er hat immer Zeit für meine Fragen und Wissensgier gehabt. Durch Eli ist mir die ganze Feldenkrais-Methode klarer, machbarer, konkreter in seiner Unkonkretheit geworden.

Oulu, den 31. Oktober 2002   Päivi Nikula-Väisänen

Gespräch im November 2001

Eli, Du bist einer der ersten zwölf Schüler von Moshe Feldenkrais. Ihr habt damals gemeinsam bei ihm gelernt, ihm zugeschaut, gemeinsam mit ihm gearbeitet. Heute hat jeder seinen Weg, seine eigene Sprache, seinen persönlichen Werdegang. Wie entstand dies alles, was ist aus diesen zwölf geworden?

...als Erstes ist zu sagen, dass Moshe seine ersten Schüler nicht zufällig ausgewählt hat, so wie er eigentlich nichts zufällig getan hat. Er hat gezielt Leute aussucht, die in irgendeiner Form mit Menschen zu tun hatten. Der Doktor Bracha zum Beispiel war Psychiater, Chava Shelhav war Gymnastiklehrerin, Gaby Yaron war Musikerin und hat Yoga unterrichtet, Alon Talmi war Physiker, Professor an der Universität. Er hat mit Studenten gearbeitet, und war ein Freund von Moshe noch aus seiner Zeit in London. Ich hatte Rehabilitation studiert, Bathia Fabian hatte die deutsche Methode von Isidora Duncan gelernt, und die Fanny Lotz war Physiotherapeutin in einem Krankenhaus. Yochanan Rywerant war Lehrer in Mathematik. Du wirst alle diese Namen kennen. Es war auf jeden Fall so, dass jeder, aus seiner Arbeit heraus, mit einer persönlichen Sicht der Menschen daher kam. Jeder war verschieden vom Anderen. Und Moshe dachte, dass so jeder etwas für diese Gruppe spendet, und so war es auch. Wir haben sehr viel zusammen gearbeitet, geübt, in kleinen Arbeitsgruppen. Ich habe sehr viel mit Alon Talmi gearbeitet. Ruthy Alon war im ersten Jahr mit uns zusammen, dann war sie ein Jahr mit ihrem Mann, einem Diplomaten, in Italien. Nach ihrer Rückkehr hat sie sich unserer Gruppe wieder angeschlossen.

Wie viele von uns noch arbeiten? Chava Shelhav arbeitet sehr viel mit Kindern, Yochanan arbeitet wenig mit der

Methode, er gibt vor allem Kurse. Aber privat arbeitet er kaum, seine Gesundheit erlaubt es ihm nicht. Myriam Pfeffer arbeitet in Paris, macht auch Ausbildungskurse, ihre Tochter ist auch mit dabei. Und Ruthy Alon arbeitet unheimlich viel, weltweit. Heute hat sie mich angerufen, morgen ist sie in London, sie arbeitet dort über Osteoporosis, sie hat sich auf Osteoporosis spezialisiert. Sie hat sehr schöne Ideen entwickelt, und damit arbeitet sie sehr viel. Mia Segal arbeitet noch.

Wie ging eigentlich diese Ausbildung vor sich? Habt ihr einfach Moshe zugeschaut, oder hat Moshe richtigen Unterricht erteilt, Anleitungen gegeben?

Wir sind jeden Tag hergekommen, und haben mit ihm drei Stunden verbracht. Er hat uns etwas gezeigt, oder es gab einen bestimmten Vorgang, den wir beobachten konnten. Und anschliessend haben wir, einer mit dem anderen, gearbeitet. Er hat uns auch Texte vorgelesen, erklärt, wir haben Fragen gestellt. Aber vor allem haben wir viel mit ihm praktisch gearbeitet, einer mit dem andern, so war damals die Lehre. Er war doch sehr spontan, jeder Tag war es anders.

Sehr spontan... Wie war er? Er hatte doch den Ruf, ziemlich autoritär zu sein, er konnte schroff reagieren, er konnte sanft sein, aggressiv, er konnte gleichgültig sein, er konnte vieles sein. Wie war er?

Weißt du, Agnon, ein sehr wichtiger Schriftsteller in Israel, er lebt heute nicht mehr - man hat einmal seine Frau gefragt: „Sag mal, wie kann das sein, ich habe mit ihm gesprochen, und er war so nett, und vorgestern hab ich mit ihm gesprochen, und er war so.... er hat so hässlich geantwortet, einmal so und einmal so.. " Da hat sie geantwortet: „Er ist ein Mensch, er spielt nicht"!

Und ich glaube er war... es spielt eigentlich keine Rolle... er war ein Mensch. Hast du ihn etwas gefragt, so hast du eine Antwort bekommen. Hast du eine dumme Frage gestellt, hast du.... wie beim Ping-Pong.... alles zurückbekommen. Oder einmal hat ihn jemand besucht und gefragt: „Moshe, wie geht es dir? " Da hat er nur gesagt: „Leck mich ... " Ich fragte ihn nachher - wieso? Er sagte nur: „Es interessiert diese Person überhaupt nicht wie es mir geht, immer wenn sie kommt, will sie nur etwas von mir. So soll sie mich .... „. Aber ich meine: Er war der ehrlichste Mensch den ich kenne.

Du hast in Deutschland eine Ausbildung gemacht. Was hast Du dort getan, und wie bist du dann zu Moshe gekommen?

Bevor ich nach Deutschland ging, hatte ich ein Buch von Moshe gekauft und mitgenommen. Es lag drei Jahre nur herum. Ich versuchte es zu lesen, aber es war für mich Chinesisch, ich konnte nichts verstehen. Er schrieb dort, dass ein idealer Mensch mit einem idealen Körpergefühl fühlt, wenn eine Fliege seinen Rücken oder seine Schulter verlässt. Er kann es fühlen. Ich dachte: Was hat das mit dem Körper überhaupt zu tun? Woher soll ich so etwas verstehen? Mein Art Verständnis war: Wenn du körperlich in Ordnung sein willst, so musst du Eisen heben! Eisen - komische Geräte - und Übungen machen, schwer trainieren und Gymnastik treiben. Und plötzlich sagt da einer: Jemand mit einem guten Körper fühlt, wenn eine Fliege ihn verlässt. Also dieses Buch - aber ich hatte dort auch etwas wie Mathematik gesehen, Formeln - damit hatte ich verstanden, dass er ein Wissenschaftler war, er war ein Doktor. Respekt hatte ich schon, und er hatte mit Ben Gurion gearbeitet. Und Ben Gurion habe ich unheimlich geschätzt. Ich habe ihn auch behandelt, zweimal, den Ben Gurion.

Und ich dachte, ich hätte Moshe Feldenkrais verstanden.
Doch ich verstand, wie viele andere Sachen, auch das nicht.
Nachher kam ich zurück nach Israel. Ein Freund von mir,
ein Student, hatte Probleme im Rücken. Ich sagte ihm:
komm mit nach Israel, wir haben da jemanden, der kann dir
helfen. Er ist mitgekommen und ich habe ihn mit Moshe
bekannt gemacht. Denn ich war schon in einer seiner ATM-
Gruppen. Eine Freundin von mir hatte mich zu ihrer ATM-
Gruppe mitgenommen, in die Alexander-Yanai-Strasse. Sie
war ein sehr schönes Mädchen, und Moshe hatte unheimlich
gerne schöne Mädchen. Er war immer interessiert. Und
wenn wir in der Gruppe am Boden lagen, einer neben dem
andern, interessierte ihn immer, was ich mache - was sie

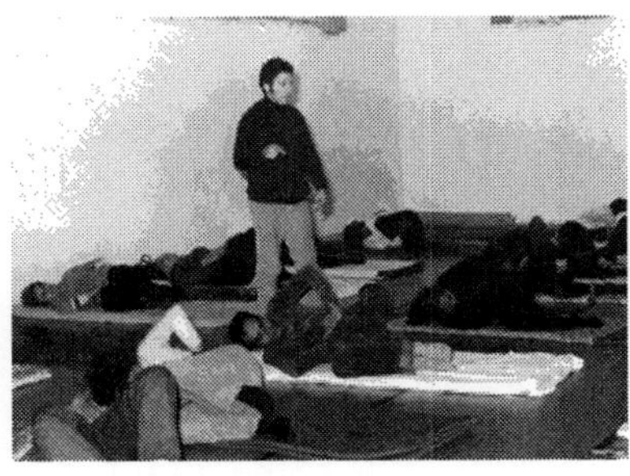

macht. Und so haben wir
Kontakt gefunden. Eines
Tages hat er mir gesagt,
dass er eine Gruppe
bilden möchte, wenn ich
interessiert sei - da habe
ich gesagt: Bestimmt!
Denn ich hatte gesehen,
dass die Stunden bei ihm,
die ATM-Stunden, jedesmal so reich waren, so vielfältig.
Und das war für mich ein Rätsel. Woher kann er so viele
Ideen haben? Nach drei bis vier Stunden, ATM-Stunden,
dachte ich: Enough! Was kann man noch? Es war schon alles
drin. Und heute verstehe ich, wie man Tausende von
Stunden entwickeln kann, und immer wieder neue bringen
kann.

Nach einem halben Jahr hat er gesagt: Ok, ich fange an! Wir
waren dort 13 Leute, und wir haben jeden Tag gelernt, und
jeder Tag war ein Abenteuer. Ein Abenteuer, jeder Tag ganz
anders. Charisma hatte er für ein ganzes Batallion. Auch er
hat angefangen - mit lehren - er war kein Experte darin. Er

hatte bisher noch nie ausgebildet, er hatte nur Mia Segal neben sich. Sie hatte ein Jahr vorher angefangen bei ihm zu lernen. Ich glaube, er war der beste Lehrer, den ich finden konnte. Auch als Mensch. Alle sagten er sei geizig mit Geld. Doch wenn du ihm eine Frage gestellt hast: da hast du eine so reiche Antwort erhalten! Und jede ATM- oder FI-Stunde war so vielfältig, so reich - wo ist denn hier der Geiz? Weißt du, in der jüdischen Bevölkerung, wenn du heiratest, auch in der arabischen, in der Tradition: Wenn du heiratest, muss der Vater der Braut Mohar geben. Das heißt Geld, damit der liebe Mann bereit ist sie zur Frau zu nehmen. Da hat er mich einmal gefragt: Weißt du, was mein Vater von den Eltern meiner Mutter bekommen hat, als Mohar? Sie hatten nicht

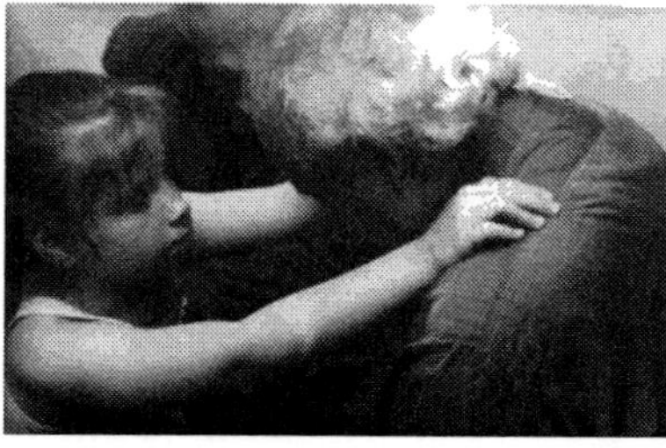

viel Geld. Er hat einen Ratschlag bekommen. Einfach einen Ratschlag! Kannst du dir das vorstellen? Etwas, womit man unheimlich viel sparen kann. Er sagte manchmal auch: „Bitte keinen Nagel an der Wand"! Denn, wenn ein Nagel in der Wand steckt, so musst Du ein Bild daran hängen, und ein Bild kostet unheimlich viel Geld, und man muss es nachher auch noch einrahmen, und man muss es immer wieder reinigen - das war der Mohar.

So habe ich mit ihm zehn Jahre lang gearbeitet. Als seine Mutter gestorben war, ging ich vor dem Begräbnis mit ihm auf den Friedhof, dorthin wo auch sein Vater begraben war, der bereits vor vielen Jahren verstorben war. Wir sind dorthin gegangen, und neben dem Vater sollte die Mutter begraben werden. Er hat mir das Grab seines Vaters gezeigt, und dazu bemerkt: Siehst du, er ist gestorben als er so alt war wie du, ich glaube dreißig Jahre. Und die Mutter hat nicht mehr geheiratet. Und er hat mich gefragt: Warum glaubst du, dass er so früh gestorben ist? Und er hatte dabei so ein kleines Lächeln im Auge. Ich habe geantwortet: Moshe, ich weiß es nicht, Du musst es mir erklären. Und er fuhr fort: Das ist unheimlich schwierig zu erklären. Weißt Du, wenn jemand nur Gutes tut, immer wieder Geld für die armen Leute spendet, und nie etwas schlechtes gegen die Menschen tut - wie die Mutter Theresa, so ungefähr - hast Du einmal so jemanden geliebt? Und deshalb ist mein Vater so früh gestorben...

Hatte Moshe auch Familie, war er verheiratet?

Er war verheiratet, ohne Kinder. Aber er hatte sich scheiden lassen, nach, ich glaube, fünf oder sechs Jahren, oder noch weniger. Er meinte, ein Wissenschaftler könne keine Frau bedienen, er müsse lesen, er müsse den Kopf bei andern Dingen - bei anderen Frauen auch - haben. Er hat unheimlich viele Frauen gehabt. Nicht nur eine. Aber er war sehr befreundet mit einer Frau Namens Jona. Sie war eine Kinderärztin. Mit Polio, leichter Polio, eine sehr liebe Frau. Und Sie hatte ihn gepflegt in seinen letzten Tagen, sie war Monate lang bei ihm. Sie ist gestorben, fünf Jahre nach ihm. Sie war eine sehr liebe Frau.

Du hast Deine Ausbildung bei ihm gemacht, und danach bist du gleich bei ihm geblieben. Du warst seine Assistent und zugleich sein Stellvertreter.

Ja. Wenn er ins Ausland fuhr, lag fast alles auf meinen Schultern. Die Gruppen in Alexander-Yanai waren sowieso auf meinen Schultern, und bei seiner Abwesenheit auch die Praxis in der Nachmany-Strasse. Ich war nicht neu, ich war ja schon lange bei ihm. Damals war ich 28 oder 29 Jahre alt.

Ich habe von dir einige Bilder gesehen, aus der alten Praxis. Das war dort sehr klein, sehr eng. Wie habt ihr dort gearbeitet?

Wir haben noch ein Zimmer gehabt, nebenan. In diesem Zimmer waren noch einmal zwei Betten. Es war schon sehr anstrengend - so ohne Air-Condition – es gibt viele Geschichten - aber das sind unwichtige Geschichten.

Du hast heute einen sehr eigenständigen Weg, Feldenkrais zu unterrichten. Hast Du diesen eigenen Weg schon seit Anfang machen können, oder musste man strikte so arbeiten wie er? Hat er euch von Anfang an den eigenen Weg machen lassen?

Du musst verstehen: wir schauten ihm zu, und er sagte einfach : jetzt behandle du! Und wenn ich antwortete, ich wisse doch nicht, was ich machen soll, da hat er nur gemeint: Wenn du nicht weißt, was du tun willst, so kannst du nach Hause gehen. Er hat es noch schlimmer gesagt. Er meinte: Woher sollst du wissen können? Du sollst suchen! Und wenn du suchst: Entweder findest du etwas oder du findest nichts, dann suchst du eben weiter. Oder du liest noch mehr zuhause, und reizt deinen

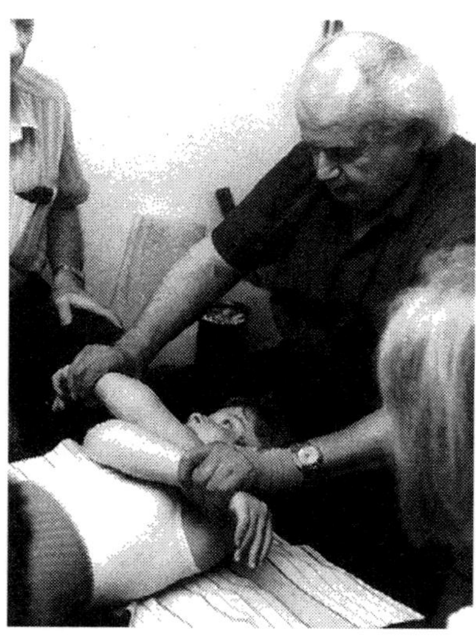

Kopf, um neue Ideen zu finden. Er hat uns gestützt, jeder sollte seinen Weg finden. Ich habe sogar eine Kassette, die wir am Schluss des Studiums bei Fanny Lotz zuhause aufgenommen haben. Darin betont er seine Idee, dass jeder

einen Weg finden wird, eine Nische, und diese dann erweitert.

Du hast ja auch angefangen, mit zusätzlichen Materialien zu arbeiten. Mit Bällen zum Beispiel.

Er hat früher nicht mit Bällen gearbeitet, nein. Er hat zum Beispiel jemanden hingelegt, mit einer Holzrolle unter dem Kopf. Nach zwei Minuten fühlst du den Kopf nicht mehr, also hast du auch keine Kopfschmerzen mehr, weil schon alles blutleer war, so hart war die Unterlage. Da habe ich einmal Schaumstoff mitgebracht. Und er meinte: Wozu braucht man das. Aber er hat es nachher langsam, langsam auch adoptiert und benutzt. Und nachher habe ich bei uns die Physiotherapiebälle gesehen, und ich habe damit angefangen. Er hatte z.B. eine FI, wo du mit den Knien auf dem Boden stehst, den Bauch auf dem Bett, die Hände auf dem Bett. Und dann arbeitet man auf dem Glutaeus Maximus und auf dem Caput Femoris. Und ich habe bemerkt, dass sehr viele Leute überhaupt nicht liegen können. Wegen dem Nacken, wegen der starken Fixierung der Brust, der Begrenzung der Bewegungen auf dem Caput Femoris. Auf dem Ball bekommst du den Vektor zurück, genau so wie du drückst. Er ist viel elastischer. Der runde Ball war unheimlich aggressiv! Das waren runde Bälle, medizinische, für CP. Und ich versuchte mit etwas weniger Luft. Und nachher, als der ovale Eiball gekommen ist, da flossen die Ideen auf einmal unglaublich. Außerdem benutzte ich auch die weisse, weiche oder halbharte Rolle. Ich bin überhaupt davon überzeugt, dass, wenn man mit etwas Elastischem arbeitet, auch der Kopf und das Gehirn elastischer arbeiten. Viel elastischer auch in Bezug auf Kreativität. Denn es passiert viel mehr, und du musst viel mehr wissen. Aber du musst und du kannst auch viel mehr bewegen. Du bekommst einfach viel mehr Bewegung. Und das Problem, zu wenige Hände zu haben, nur zwei, existiert nicht mehr. Denn wenn du jemanden auf den Ball legst, auf dem Bauch, und mit den Knien auf dem Bett, so drückst du mit einer Hand auf eine Zone von Wirbeln, sagen wir Brustwirbel, aber mit der anderen Hand drückst du auf den Ball und das bringt von unten noch eine Hand, auf das Sternum zum Beispiel. Und dann entsteht eine Kyphosa. Und nachher kannst du loslassen und du kriegst eine Lordosa. So kannst du unheimlich damit spielen. Sehr wichtig zum Beispiel bei Skoliosis. Da bekommst du unendlich viele Bewegungen. Außerdem macht es unheimlich   viel Spaß. Moshe hat bei der Arbeit mit der Tochter von Ruthy Alon, die an Skoliosis litt, ein paar Rollen benutzt, die waren aus Holz. Ich habe dann daraus die Arbeit mit den Schaumrollen entwickelt, die du auch umarmen kannst. Und dann umarmen sie auch dich, und die Bewegung bekommt andere Richtungen, eine andere Weichheit. Und überhaupt: Wo Bewegung ist, fließen die Ideen. Da musst du etwas schneller denken, dich etwas schneller bewegen.

In deiner Praxis bist du ständig daran, neue Sachen zu sehen, neue Leute zu behandeln. Du unterrichtest aber auch, in Israel, am Wingate-Institut, und in den deutschsprachigen Ländern Europas. Wie verbindest du die Arbeit in deiner Praxis mit dem was du unterrichtest. Gibt es da einen Unterschied... oder ist es dasselbe? Ein Lehrer, der nur an einer Schule lehrt, keine eigene Praxis kennt, ist ja meistens etwas abgehoben, etwas von der Realität entfernt.

Wenn jemand nur unterrichtet, indem er mit einem Koffer von Land zu Land zieht, so verkauft er immer wieder das Gleiche. Zudem bewegt er sich nur unter Fachleuten, das ist nicht so schwierig. Er arbeitet nicht im Feld. Umgekehrt, wenn Du nur in deiner Praxis arbeitest, und du lehrst nicht, so wirst du mit der Zeit wahrscheinlich auch irgendwie -

wenn du nur in deiner Praxis arbeitest, so wirst du auch langsam sterben. Aber wenn du in deiner Praxis arbeitest, und du weißt, du wirst vor einer Klasse stehen, vor Fachleuten oder vor deinen Schülern, die dich viele Jahre begleiten, die dir Fragen stellen werden, so musst du es schon anders organisieren. Auch die Arbeit in der Praxis. Denn du weißt, dass diese Schüler nicht nur aus Sympathie kommen, oder wegen deinem schönen Pullover oder deinen Augen. Sondern sie möchten etwas Neues lernen. Und da wirst du viel mehr herausgefordert, dich zu öffnen, neue Sachen zu finden, zu lesen und zu entwickeln. Da kannst du nicht auf deinem Geburtstags-Strauss sitzen bleiben. Und ich glaube, diese Integration, dieses gegenseitige Reizen, baut auch den notwendigen Rahmen, immer neue Rahmen. Denn ohne Rahmen kannst Du keinen Inhalt haben. Wenn ich mit jemandem in meiner Praxis arbeite, so sage ich mir jedes Mal: Voilà, etwas Neues. Ich muss einen Rahmen haben wenn ich lehre, ich kann es nicht nur zeigen, ich muss auch erklären warum. Wann wirst du es benutzen, etc. Alles bekommt dadurch eine ganz andere Qualität. Und überhaupt: Wenn man lehrt, werden einem auch Fragen gestellt. Manchmal sehr provokative, fast immer sehr produktive. Produktive Fragen - das entwickelt dich unheimlich, das ist die beste und vielleicht auch die einzige Schule wo du wirklich etwas lernst. Denn die Schule mit dem Gesäss auf dem Stuhl, ist eine sehr altmodische Schule. Die Schule, in der du im Feld arbeitest, ist die beste Schule für den Lehrer.

Mehrere Jahre hast du fast täglich bei Moshe gelernt. Anschliessend kamen zehn Jahre gemeinsamer Arbeit. Du hast eine immense Erfahrung. Und wir, wir arbeiten, schauen Dir eine Woche lang zu, suchen unter Deiner Anleitung, mit deiner Hilfe, mit deinen Antworten auf unsere Fragen. Und dann ueben wir in Abständen von Wochen alleine, nicht sehr professionell, als Anfänge .... wie ist das, wenn du dann den zweiten Kurs gibst, den dritten, den vierten. Musst du da um vieles wieder zurückgehen, oder kannst du auf dem aufbauen, was du schon gegeben hast, und kannst dort weiterfahren.

In jedem Fall reagiere ich auf die Gruppe, so wie sie momentan ist. Ich reagiere auf jedes Bett, denn auf jedem Bett gibt es jemand anderes. Ich kann nicht eine allgemeine Arbeit machen, einen Durchschnitt. Das ist zu mittelmäßig, uninteressant. Aber du musst bedenken, dass es dazu eine bestimmte, ein Minimum, an Ehrlichkeit braucht, auch von Seiten der Schüler. Und wenn die Schüler nicht in den kleinen Gruppen arbeiten, kann der liebe Gott selbst kommen, und er wird nur seine Nägel kauen, und nichts wird passieren. Ich gebe euch in dieser Woche eine konzentrierte Flasche mit Saft. Durch die ATM, jede ATM hat Tausende von Ideen, oder sagen wir Hunderte, und dazu die FI-Videos. Man kann es nicht in einer Woche lernen, man kann es nicht. Aber wenn man arbeitet, kann man davon etwas entnehmen, etwas alleine daraus entwickeln. Aber wenn nicht, dann wird nichts helfen, nichts wird nützen. Auf jeden Fall: ich bin überzeugt, dass wir bereits viel gelernt haben, viele Fortschritte gemacht haben. Wenn Moshe unterrichtet hat, dann waren da 150 Leute. Sein Charisma, Ok, aber wie viel kannst du persönlich dabei kriegen, als Schüler? Ich gehe von einem Bett zum anderen, und mit meinen Händen begleite ich die Schüler die Interesse haben. Nur diejenigen die fragen, ich zwinge keinen.

Du machst keinen großen Unterschied zwischen Anfängern und Leuten, die schon viel können. Du machst eigentlich immer alles. Du machst nicht etwas einfacher, langsamer, primitiver, nur damit auch der Langsamste noch nachkommt. Ich habe den Eindruck - ich konnte vergleichen zwischen vier Jahren - dass es vielleicht nur etwas komplexer ist, aber du arbeitest eigentlich genau gleich. Du machst in den ATM und FI jedoch immer so vieles, dass jeder davon nehmen kann. Es hat immer genügend für jeden.

Ich glaube, die Geschichte von kompliziert gebaut, vielseitig, konzentriert, das ist ziemlich ein Bluff. Wenn Du in deinen Händen einen Mensch hast, so ist dies das vielseitigste, komplexeste, das du dir denken kannst, was Deine Worte beschreiben könnten. So etwas bekommst du in deine Hände. Es ist keine Maschine, du kannst keine Unterschiede machen, wie zwischen einem Fahrrad und einem Zug, oder einem Zug und einem Flugzeug, oder zwischen einem Flugzeug und einer Rakete. Nein! Jeder Mensch ist eine ganze Welt. Und du kannst nicht eine Anleitung dazu geben. Du musst die Leute darauf aufmerksam machen dass man nicht nachmachen kann, dass man nicht kopieren kann. Du musst den Schüler lehren, nur zu schauen, aufzupassen und nicht zu kopieren. Du darfst sie nicht „Technik" lehren.

Manchmal, wenn du es etwas auflockern willst, so wie heute, sage ich: Ok, jetzt einmal in diese Richtung, dann zeige ich...aber das ist ein Bluff, das ist nicht das Wichtige was ich tue. Das meiste ist Suchen! Du musst verstehen, dass wir nichts vom Menschen verstehen, wir müssen jedes Mal alles wieder neu lernen, jedes mal von Anfang an. Da muss man langsam, wie bei einem ganz zerstörten Puzzle mit einer Million Teilen vorgehen, und immer wirst du alles wieder suchen müssen. Dieser Weg lehrt Dich, immer wieder das Puzzle neu zu organisieren. Hoffentlich nicht mit Logik, denn das wird nicht gehen, jeder Mensch ist ein Puzzle aus unendlich vielen Teilen, und wenn du es heute so organisierst, so musst du es morgen ganz anders organisieren. Das ist wieder ein unendlich anderes Personen-Puzzle. Und deswegen ist es nicht so einfach, etwas einfach zu lehren, das gar nicht so einfach ist.

Da möchte ich noch einmal nachhaken. Das gibt mir ein sehr gutes Bild, wenn der, der auf dem Bett liegt, unendlich vielfältig ist. Und aus diesem Grund ist es eigentlich unwichtig, wie du startest, wie du losgehen willst. Du kannst nicht ein Menü nehmen, und dann sagen, gut, heute ist es so, morgen ist es so. Damit kannst du auch begründen, warum du es von Anfang an reich machst. Viele Leute können es nicht begründen, die machen dann irgendeine Theorie, warum es einfach sein muss, usw. Aber die reden nie vom Substrat, vom Grund. Wenn man dieses Vermitteln kann, dann entsteht ein viel besseres Bild. Das ist uns viel zu wenig bewusst.

Weißt du, ich glaube, das einzige Ziel das wir haben ist, Dich zu reizen. Damit du dich kennenlernst, Dich selbst kennenlernst. Du siehst oft - ich kriege jemanden in meine Hände - du kannst mich in jedem Zeitpunkt stoppen, ich weiß immer genau warum ich was mache. Das ist manchmal zickig, wenn dann jemand fragt. Ich soll ihm erklären, genau in diesem Moment, jetzt gerade, weil er nur diesen Teil verstehen will. Er sieht so einen kleinen Teil vom Bild, und ich versuche zu zeigen: Man soll sich beherrschen, den Punkt sehen zu wollen. Sondern das ganze Bild sehen. Und wenn jemand - du siehst manchmal jemand da liegen, und er glaubt, wenn sein rechtes Bein steht, kann er sein Becken viel besser nach links rollen, das sei seine Seite. Und ich muss ihm erklären - aber nicht mit Worten - nicht mit Worten, mit Gefühl, dass die andere Seite es viel weicher macht, viel menschlicher, und viel weniger gegen sich selbst gerichtet. Und er benimmt sich aggressiv gegen sich selbst. Und wenn du ihm das sagst, so bewirkt dies das Gegenteil, das wird ihn nur ärgern. Wir sind unheimlich arm mit unserer semantischen Sprache. Aber wir sind unendlich schnell und reich mit dem Gehirn. Und die Hände sind nur die Diener des Gehirns. Die Hände können viel besser und genauer sprechen als der Mund. Und du hast mich gestern gefragt, ob die Menschen manchmal wütend werden, weil etwas in ihnen hochkommt, das sie in sich haben. Ich habe es einmal gefühlt, bei einer Bekannten von mir. Diese Frau hatte selber auch Feldenkrais-Kurse organisiert. Ich hatte ihr eine FI gegeben. Es war unheimlich interessant und kreativ für mich, und ich habe selber viel gelernt dabei. Auf einmal sagte sie: ich will nicht mehr. Warum? Weil ich zu genau war! Und es hatten viele Leute zugeschaut.

Langsam, langsam, mit den Jahren, lernst du, dass du selber überhaupt nicht wichtig bist. Sondern nur derjenige, der vor dir liegt, ist wichtig. Und ich komme seither nie mehr mit nur einem Finger unter die Wirbel, sondern immer mit den Kuppen von vier Fingern. Und da kannst du viel besser zeigen, genauer. Aber ich bin nicht der liebe Gott der alles weiß, keiner ist der liebe Gott. Wenn einer das von sich denkt, dann hat er ein Problem. Aber du sollst deine Kenntnisse auch nicht zu gering achten. Ich kann schon schätzen was ich kann, aber ich kann noch mehr schätzen, dass - du weißt so wenig, und du musst noch viel mehr lernen, immer offen sein, und nicht immer den gleichen Weg gehen, weil sonst kommst du immer an den selben Punkt in deiner Arbeit.

Was beschäftigt dich neben Feldenkrais?

Was beschäftigt mich neben Feldenkrais? Die Familie vor allem, die Beziehungen zwischen den Kindern, die Beziehungen zwischen meiner Frau Irit und mir, die Gesundheit meiner Frau. Die Zukunft meiner Kinder, ich bin glücklich, dass meine Kinder den richtigen Weg wählen. So sieht es auf jeden Fall aus, und auch bei ihren Freunden. Und auch die engen Freunde, nicht nur der große Kreis. Mich interessiert sehr stark die Politik, was in der ganzen Welt geschieht, denn die Politik kriecht langsam, langsam durch meine Tür, denn die Bomben explodieren einen Meter von mir entfernt.....

Wir waren ja im September zusammen, an diesem 11. September! Wie stark beeinflussen solche Ereignisse die Art wie du arbeitest. Ändert das etwas an der Art, wie du über deine Arbeit nachdenkst, wie du sie vermitteln kannst. Diese Gewalt draussen und deine feine Arbeit?

Wie du weißt arbeite ich mit Menschen. Und diese Gewalt beschäftigt die Menschen mehr als alles andere. Bei uns in Israel sicher noch viel mehr als hier in Europa. Denn bei uns hört man jede halbe Stunde Nachrichten. Verrückt! Und es sind nicht Nachrichten über das Wetter. Die Leute sind unheimlich angespannt durch diese Situation. Und wenn du auf die Gesichter der Israelis schaust, so siehst du, dass sie sehr besorgt sind, sehr. Auch der Körper. Wenn ich arbeite, denke ich nicht an Politik, ich denke an die Situation der Leute, ich höre klassische Musik, die ganze Zeit. Das ist ein ganz großer Vorteil. Meine Arbeit interessiert mich mehr als jedes Hobby, mein Hobby ist die Fotografie, aber meine Arbeit als Interesse interessiert mich mehr. Ich lese viele Sachen, und immer ist es etwas Neues, immer spendet es etwas in meine Arbeit. Auch wenn ich z.B. über das pitherische Prinzip lese, finde ich, das ist Feldenkrais.

Feldenkrais ist ja nicht nur, wie das vielfach irrtümlicherweise gesehen wird, ein Arbeitsfeld des physiotherapeutischen Bereichs, und viele meinen ja manchmal, es ist eine Fortbildung für bereits ausgebildete Physiotherapeuten, wenn ich das einmal ganz grob so sagen darf. Feldenkrais ist ja vielmehr eine Einstellung, eine Art, die Welt anzuschauen. Nicht eine Behandlungsmethode, die man mit einer Rückenhaltung macht, weil man Schmerzen hat.

Das stimmt alles, aber du musst etwas verstehen: Es kommen zu mir Leute, die haben Schmerzen. Du kannst philosophieren, soviel du willst, wenn du ihnen nicht mit den Schmerzen hilfst, so werden sie sagen: er ist zwar unheimlich nett, das ist ein Kompliment, aber sie werden nicht mehr kommen. Ich muss schweigen und arbeiten. Philosophieren – die Philosophie bringt mir die Meditation in die Arbeit - sie ermöglicht, durch alle Quatscherei hindurch den Punkt zu sehen, wo es angefangen hat, oder den Punkt daneben. Auch weil unsere Arbeit eine Lehre ist, wo du durch die Arbeit lernst was passiert, und du lehrst den Menschen der zu Dir kommt, etwas über sich. Das wirkt nicht direkt, das

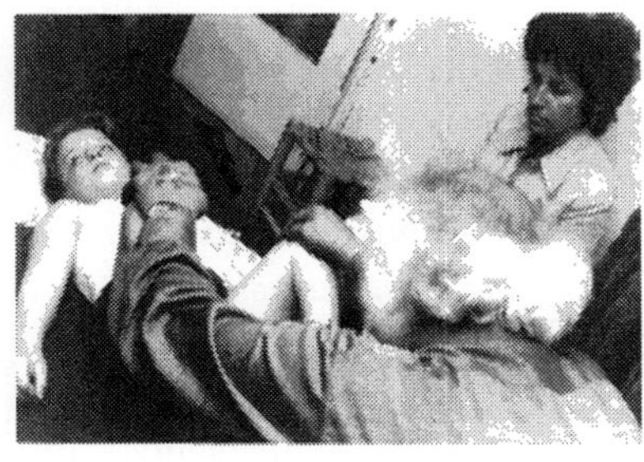

wirkt nicht während der Arbeit. Ich bin immer konzentriert. Wenn jemand mit Schmerzen zu mir kommt, mit akuten Schmerzen, werde ich mit ihm nicht über Philosophie sprechen. Ich werde nicht philosophisch denken, ich werde denken, dass er soll vom Stuhl aufstehen können, auf die Toilette sitzen können und wieder aufstehen, und dass er nicht sitzen bleiben muss und jemanden rufen muss. Er soll seine Schuhe anziehen können, seine Strümpfe ausziehen, das ist für mich wichtig. Danach, wenn er sich wieder einigermaßen normal bewegen kann, dann kannst du auch deinen Mund benutzen. Es geht also um mich mit meinen Händen, und er mit seinem Aufpassen. Er mit seinem Bewusstsein bewegt sich mit kleinen Bewegungen. Diese Kombination ist eine perfekte Arbeit und es ist auch eine Behandlung und es ist auch eine Lehre. Er lernt auf einmal, nicht so arm zu sein in seinen Bewegungen und sich nicht abzunützen, sich nicht zu reiben, er soll sich weniger beklagen über seinen einzigen treuen

Gefährten. Moshe hat mir in seinen letzten Tagen gesagt, eineinhalb Wochen bevor er starb, ich bin..... er hat viel verlangt von seinem Körper, und er hat ihn missbraucht, er hat seinen Körper missbraucht. Und er war von seinem Körper enttäuscht, so hat er mir gesagt. Er konnte kaum noch sehen, die Augen waren immer voller Tränen, und er konnte kaum stehen, ich meine, bei ihm war es noch viel schärfer, weil er konnte den Bruch unheimlich klar verstehen, er war nicht blind, er sah es viel deutlicher, genau wie jemand, der ein perfektes Gehör hat in der Musik, und jemand fängt mit seiner Geige eine Schweinerei an, das kann ihn verrückt machen. Aber wenn jemand nur Musik im Lift hört, und wenn er dann jemanden hört, der mit richtiger Musik anfängt, und das ist für ihn ganz komisch, er weiß nicht... verstehst du...deswegen war er noch mehr enttäuscht.

Musst du auch Psychologe sein bei deiner Arbeit, wenn du jemanden berührst. Da kommen doch Gefühle hoch, es kommen auch bei bestimmten Bewegungen einfach Gefühle hoch. Wie gehst du damit um?

Ich schätze unheimlich Berufsleute, und ich glaube, du kannst so empfindlich sein wie du willst, aber ich bin kein Psychologe, ich habe es nicht studiert, und ich möchte keine Fehler machen. Wenn jemand weint - das passiert! Ich schweige, ich spreche nicht... ich bin Experte um Bewegung zu verstehen, den Körper, ich kann alles sehen, die Laune... aber ich möchte nur mit meinen Händen spielen, und nicht mit den Gefühlen der Leute, das kann gefährlich sein. Und wenn jemand es macht, ist er ein Scharlatan.

Mich würde interessieren: Wenn du jemanden ganz neu siehst, in der Praxis, aber auch außerhalb der Praxis, wie du Menschen anguckst, also wenn du mit deiner Arbeit so lebst, wenn du in einem Kaffee sitzt und die Leute so anschaust.

Oh, ich habe heute gesehen - hast du die alte Dame dort gesehen - wir saßen hier, an der linken Seite, da saßen zwei alte Damen mit einem Mann. Und er hat etwas erklärt, und sie waren mit dem Rücken so, wie wenn sie überhaupt nicht mehr leben würden. Sie haben nur den Boden gesehen. Sie haben überhaupt nicht aufgepasst, was ist, es war uninteressant für diese Frauen. Also ich habe mir gedacht, wie kann man überhaupt so leben. Ich konnte es nicht verstehen, wie kann man lachen, wie kann man sich interessieren für etwas. Du kannst doch nicht schreiben mit einer Feder ohne Tinte.

Viele Leute sterben früh, und werden spät begraben.

Ja, und trotzdem gibt es diesen, wie heißt er, er hat dieses Schwarze Loch gefunden?

Steven Hawkins

Ja, Hawkins. Er hat keinen Körper, und doch hat er einen Körper! Er hat eine Vorstellung davon, sein Körper war von Anfang an eine Vorstellung. Er musste alles aufzeichnen. Ich beobachte die Leute. Weißt du, auf deine Frage: ich kann mich erinnern, dass ich am Anfang meiner Arbeit - das ist nicht sehr gut, dass ich es hier erzähle, ich erkläre dir nachher warum - da habe ich, wenn ich jemanden auf der Strasse gesehen habe.... ich konnte mit meinem Finger genau zeigen wo es ihm wehtut. Warum ist das nicht gut? Weil es manchen Schülern die Hände wegnehmen kann, und sie denken: Aha, das hat man von Geburt an, und nachher kann man es nur noch entwickeln. Wie ein Wunderkind am Klavier. Du kannst nicht aus jedem einen Barenboim machen, da muss schon ein bestimmtes Korn von Geschicklichkeit oder etwas Ähnliches drin stecken. Das glaube ich. Dazu braucht es auch eine psychologische

Situation, vielleicht ein hartes Leben, oder vielleicht, wie bei Perlmann, der gelähmt ist, aber auch genial, und er musste durch die Geige fliegen lernen. Vielleicht, wenn er nicht ...man hatte ihn einmal gefragt, was er lieber hätte: So sein wie er ist, oder mit zwei gesunden Beinen? Und er hat gesagt: ich verzichte auf die Geige. Kannst du dir das vorstellen? Und er ist heute der beste Geiger auf der ganzen Welt. Ich meine, es muss auch eine psychologische Seite haben. Und ich schaue die Leute an, ich kann mir immer vorstellen was für einen Charakter einer hat, was für ein Typ er ist. Aber manchmal mache ich auch Fehler. Ich habe es bemerkt, ich habe auch Fehler, aber ich kann nicht vermeiden,

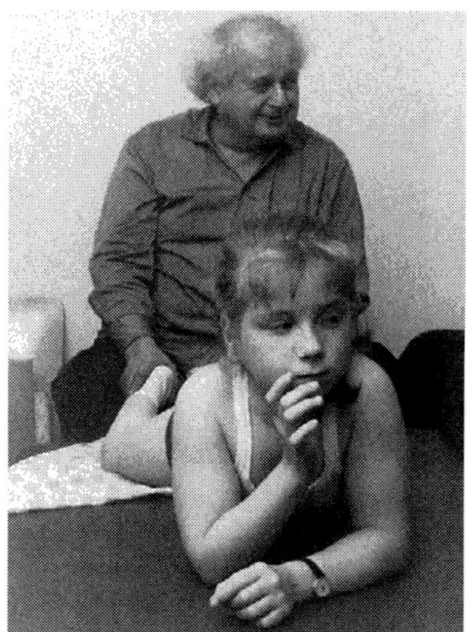

hinzuschauen. Ich gehe zum Beispiel mit meiner Frau Irit, und ich sage ihr, ich hätte in meinem Rücken, an einem bestimmten Punkt einen Schmerz gefühlt, von dem ich dachte, er müsste ihn haben – genau dort. Heute nicht mehr. Du kannst so nicht leben, wenn du es auf dich adaptierst. Vor ein paar Jahren habe ich es bei mir gespürt. Ich fühlte einen Schmerz in einem bestimmten Punkt und dachte dabei, ihn schmerzt es dort.

genau die Stimmung mitprägt, die wir empfinden. Kein Diktat, kein Vortrag, eine warme und ruhige Stimme, die genau zur Arbeit passt.

Das ist für mich sehr schwierig, unheimlich schwierig. Denn ich muss geben, ich muss kreativ sein, sehr kreativ. Wenn ich ATM in Hebräisch gebe, finde ich Worte, die machen die Leute verrückt, weil ich genau sage, was ich meine. Und dazu kommt manchmal noch mein komischer Humor. Manche Leute mögen es vielleicht nicht, wenn es zu zynisch wird, aber die Sprache will Bewegungen zeichnen, und im hebräischen ist es mir ...die feinen Bewegungen müssen eine feine Sprache haben, eine sehr reiche Sprache haben. Und

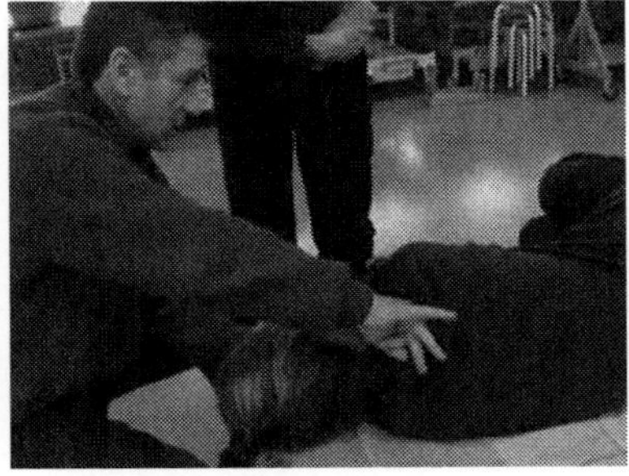

manchmal ist mir die hebräische Sprache zu arm, und ich erfinde neue Worte. Das ist schon bekannt, man lacht immer über mich und macht in Wingate am Ende des Jahres ein neues Lexikon mit der Sprache von Eli und so. Aber ich mache es, weil ich möchte, dass die Leute verstehen, Wenn sie z.B. einen Bogen machen müssen, so „bananisieren" sie sich. Und im Hebräischen ist es mir viel leichter. Im Deutschen muss ich es manchmal, wenn ich das Wort nicht finde, negativ ausdrücken, das ist manchmal schlecht: Bitte mache es nicht so... denn ich habe das Wort verloren, es fehlt mir, ich kann es nicht sagen. Das ist für mich sehr schwierig. Und wenn ich nach Wingate komme, bin ich dann ganz wild auf die Sprache, weil sie dann ganz frei fließt, noch leichter. Aber ich mag die deutsche Sprache unheimlich, obwohl ich in Israel geboren bin. Aber meine Muttersprache war an und für sich Deutsch, als Kind. Wir wollten nicht deutsch sprechen, wegen Hitler, und wir dachten das sei eine Sünde. Aber die Eltern konnten nicht israelisch, meine Eltern haben die Muttersprache von ihren Kindern gelernt. Denn die Muttersprache hatte hebräisch zu sein. Und trotzdem, die deutsche Kultur, Beethoven, Mozart, ist für mich meine Kultur. Goethe, Schiller, die sind alle hier in Europa, und außerdem interessiert mich der Klang der deutschen Sprache unheimlich, zum Beispiel wenn ich etwas aus dem Allgäu höre. Es interessiert mich, woher es kommt. Obwohl ich weiß, dass meine deutsche Sprache sehr, sehr arm ist. Was ich ausdrücken kann, ist 1 Teil von tausend. Ich benutze die Worte genau, und ich könnte mehr tun, und meine ATM wären besser, wenn ich hier hebräisch sprechen könnte.

Merkst du das an der Wirkung auf Deine Schüler, sind Deine Schüler in Wingate anders als hier? Merkst du die kulturellen Unterschiede, Unterschiede im Temperament?

Von dir habe ich das Wort „Jein" gelernt. Jein in Hebräisch heißt Wein, weißt du. Ja und Nein. Aber trotzdem, ich werde dir sagen, ich glaube Nein, der Unterschied ist nicht so groß, obwohl die Sprache, die Kultur ganz anders sind. Wir sind im mittleren Osten, wir sind neben den Arabern. Wir sind Juden, ihr seid Christen, ich glaube, was der Lehrer ausstrahlt, fachlich jetzt, das wirkt unheimlich auf die fachliche Seite, ich versuche nicht etwas anderes. Aber wenn du mich so fragst, dann meinst du Schüler in einem ganz bestimmten Rahmen. Nein, nein, nein. Ich glaube, mit der Zeit haben meine Schüler in Europa, die viel höflicher sind, gemerkt, dass man auch fragen darf, sie sind neugieriger als am Anfang, und finden nicht mehr, es sei eine Unverschämtheit, zu fragen. Klar, jeder kommt mit seinen Problemen, das kennen wir auch.

Gibt es Unterschiede wegen dem Alter der Schüler, Schüler die noch jung sind, Schüler die bereits älter sind. Leute, die im Leben schon mehr Erfahrung und Praxis haben?

Ja... das ist eine gute Frage. Also, eine unheimlich schlechte!

Darum stelle ich die Frage ja auch

Ich werde dir sagen warum sie schlecht ist: Es scheint logisch, es steckt im Weg, die Frage hat logischerweise die Antwort „ja", aber es ist nicht so. In Wingate, die jüngste Schülerin war 20, grad aus dem Militär gekommen, Ihr Vater hatte sie zu mir geschickt. Er ist Arzt, spezialisiert auf Schmerzbehandlung. Sie war so reif, unheimlich reif. Die älteste war siebzig Jahre alt, sie hat mir gesagt, sie sei alt, aus einem Kibbuz, und sie wurde bestimmt drei Jahre jünger in Wingate. Sie fühlt, dass sie jung ist, dass das Ganze Leben noch vor ihr liegt! Aber trotzdem, ich glaube dieser Weg bewirkt etwas, er machte die Leute etwas erwachsen in Gedanken, reif - und nicht alt!

Ich wollte nur die Antwort von Dir hören.

Ja, ja, ist ok!

Ich stelle diese Fragen auch aus folgendem Grund: Vieles was Du erzählst, was ich jetzt höre - es wäre sehr schön, wenn alle diese Dinge hören könnten, dass du das alles einmal kommunizierst, nicht als Theoriestunde, mehr als Geschichtsstunde, als Erzählung, ohne Fragen, einfach zum Zuhören. Damit die Leute die Gründe Deiner Arbeit, die Herkunft Deiner Arbeit, die Art der Arbeit viel besser verstehen. Und diese Art Fragen, die möchte eigentlich jeder stellen. Ich stelle sie nicht einfach aus persönlichen Gründen, weil ich jetzt grad die Gelegenheit dazu habe. Es sind auch keine speziellen Fragen. Es sind mehr alltägliche Fragen.

Ich habe verstanden: Du hast mir eine Frage gestellt, viele Fragen. Ich antworte Dir nicht mit Ja oder Nein. Du musst wissen: Immer wenn man mich etwas fragt, reizt es bei mir ein ganzes Feld, eine ganze Welt. Heute hat mich eine Schülerin etwas gefragt, und die Frage war ziemlich lang, und sie hat gesprochen, und ich habe gesagt, komm, ich verstehe Deine Frage, aber zeige sie mir auf dem Bett. Da sagt sie mir, sie wolle etwas ganz bestimmtes wissen: Nein, sagt sie. Denn wenn ich Dir etwas zeige, und dich etwas frage, so gibst Du

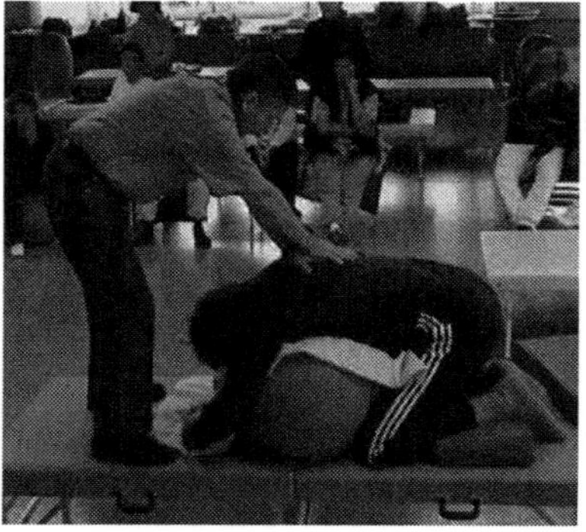

mir eine ganze Antwort, die alle Möglichkeiten umfasst die es gibt. Und ich möchte nur genau das wissen... Sie ist eine Physiotherapeutin, sie möchte die genaue Schublade, und das ist wirklich unwichtig. Verstehst Du mich? Das ist uninteressant. Sie hat mir gestern eine bestimmte Frage gestellt, da habe ich ihr gezeigt, wie sie mit jemandem eine ganze FI machen kann, nur über das sich Rollen auf dem Rücken vom Bett, zum Boden. Also am gleichen Tag gleitet dieser Mensch vom Bett, am gleichen Tag, der gleiche Körper, eine Seite hat es vernünftig gemacht, die andere Seite hat geblufft, hart, ganz idiotisch, das ist ein Mensch, der sich sein ganzes Leben mit dem Körper anderer Leute beschäftigt, weil sein Körper ihn interessiert. Und so hat er Physiotherapie studiert. Also, nicht dass er Computer studiert hätte. Und der Körper ist ihm scheißegal! Er macht es vernünftig auf eine Seite, mit der anderen Seite macht er es ganz fremd, wie wenn er jemand anderes wäre. Und ich glaube, das ist unser Ziel, das ist unser Ziel: Dir ein innerer Spiegel sein, und zeigen, dass Du diese Seite menschlich machst, was machst Du menschlich auf dieser Seite? Und es soll auch auf die andere Seite so sein. Wenn du es ihm aber nicht zeigst, so wird er auch diese Seite verlieren. Genau wie Kinder, sie machen alles spontan und unheimlich gut. Aber kein... man hat sie das Alte Testament gelehrt, das ist unheimlich wichtig, dass die Achhav eine "Hure" war, unheimlich wichtig, dass Abraham so und so war, und er so und so Kinder hatte. Aber man hat dem Kind nicht gezeigt: Siehst du, du stehst unheimlich gut, auf dem Boden, auf dem Stuhl. Wenn du fällst, so fällst du wie eine Katze. Man hat sie nicht gelehrt, und deswegen verlieren sie alles bis.. Und sie sterben als Idioten. Wir sterben alle als Idioten, wir können kaum etwas bewegen. Du bist schon ganz alt in Deinen Bewegungen, ohne.. Die meisten Leute bewegen sich unappetitlich! Und das ist doch ein wichtiges Ziel. Wichtiger als weiß ich was.

Leute verletzen lieber keine Regeln, aber verletzen dauernd ihren Körper.

Genau, sie lernen, etwas nicht zu machen!

Moshe hat schon als Kind geglaubt, dass er eine Sendung hätte. Er hat schon als Kind, auf hebräisch, geschrieben, dass er der Retter der Menschheit, von Israel, sein möchte.. Ich glaube, dass solche Geschichten zeigen, dass er seine Fähigkeiten wohl erkannt hatte. Dass er dies nicht nur für sich alleine machte.

Noch eine Frage ist die vom Weg, den du eingeschlagen hast, nach oder bereits während Deiner Ausbildung bei Moshe. Warst Du bereits damals an einem eigenständigen Weg interessiert, oder ist das erst lange danach entstanden? Du bist ja eine Person, die nicht gerne schematisch arbeitet, und einen eigenen Weg gehen muss, und das passte ja eigentlich gut mit dem zusammen, was Moshe gewollt hat.

Ich kann mich erinnern: als Kinder mussten wir jeweils vor dem Unterricht Gymnastik machen, am Morgen, und wir standen wie Idioten, ein paar hundert Kinder, und hoben die Arme nach oben und unten in die Seite. Und ich habe mich gequält dabei. Weil jeder hat seinen Rhythmus, und plötzlich musst du den Durchschnitt von hunderten von Kindern einhalten, und jemand steht vorne und bellt etwas. Und damals habe ich schon gemerkt: in einer Reihe gehen wie alle andern, das macht überhaupt keinen Spaß. Und es ist bestimmt keine Lehre, du kannst davon nichts lernen. Du kannst nur lernen, wenn du lebst. Und wenn du etwas erlebst. Aber wenn du nur nachmachst was alle andern tun, wie z.B. im Militär, das ist problematisch.

Gespräch im April 2002

Nach unserer Ausbildung hat der Moshe Doris, die Doris aus dem „Abenteuer im Dschungel eines Gehirns" behandelt, und er hat mit dem Gesicht gearbeitet und ich habe ihn gefragt: was machst du? Da hat er mir gesagt: Wenn du mich so eine Frage fragst und du weißt nicht, was du machen sollst, dann kannst du nach Hause gehen. Er hat damals nicht mit dem Gesicht gearbeitet, sondern mit den Ohren. Ich habe ziemlich lange Zeit daran herum gedacht, weil es noch mit einer weiteren Frage kombiniert war, denn er sagte mir auch, ich solle der Doris eine FI geben. Und ich habe gesagt: ich weiß überhaupt nicht, was ich mit ihr anfangen soll. Und da hat er mir geantwortet, wenn ich nicht weiß wo anfangen, dann soll ich einfach gehen.

Heute kann ich es gut verstehen, ich hatte es auch damals schon, einen Monat später, verstanden. Du sollst schauen, was du mit der Person machen kannst. Du kannst unheimlich viel darüber lesen, du kannst dich selbst befragen, kannst die Bücher fragen. Aber du musst selber suchen, wo die Möglichkeiten sind. Und mit deinen Möglichkeiten versuchen, ihre Möglichkeit zur erweitern, auch wenn es nur ein Teil ist von 1000, aber du hast es für sie gefunden. Wenn du einfach den Moshe nachmachst - und er macht bestimmt 100 Prozent - dann wird dein Prozent viel mehr sein als die kopierten 100 Prozent von ihm, die du einfach adoptierst ohne zu wissen warum, ohne zu suchen, ohne zu finden. Und ihr wird es bestimmt nichts helfen, wenn du ihn einfach nachmachst. Auch wenn du der beste Schauspieler wärst, es nützt nichts. Auch wenn du ihn sehr genau nachmachst, sogar wenn du die gleiche Sorte Zigaretten rauchen würdest, es hilft nichts.

Das, glaube ich, ist das Wichtigste überhaupt, was wir den Leuten beibringen. Und wenn du anfängst zu suchen und dich während der Arbeit fragst: warum, was kann sie, was kann sie nicht, wo steckt die Schwierigkeit – aha hier - dann findest du eine ganze neue Welt. Aber wenn du nur äußerlich

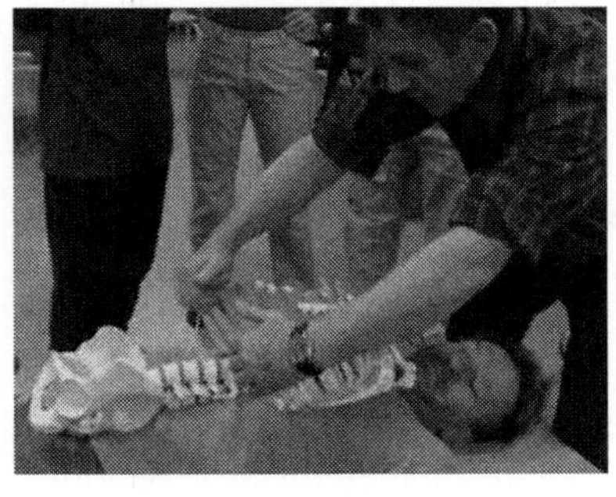

von einem Genie etwas adoptierst, so ist das einfach eine Lüge, nein, viel schlimmer als eine Lüge, es ist wie ein Gift. Denn Du gibst ihm nicht was er braucht. Du gibst ihm etwas anderes. Und er wird nicht weiter suchen, weil er schon etwas bekommt, und damit verliert er sogar das, was er schon kann, und verpasst, was er von jemandem erhalten könnte.

Ich glaube, Moshe hat uns den Horizont gezeigt und nicht seinen Finger. Er hat uns gelehrt, nicht auf seine Finger zu schauen, nicht auf seine Hände. Obschon manche Leute auf die gleiche Art sprechen wie er, und es gibt sogar einen, der schnippt seine Zigarette so aus wie er. Das ist aber auch das Einzige, was er bei ihm gelernt hat.

Ich glaube, das kommt sehr gut zusammen mit dem Weg von Krishnamurti: Jeder soll seinen Weg mit seinem Kopf, seinen Füssen, seinen Händen finden und bearbeiten. Denn man lernt soviel dabei. Auf diesem Weg siehst du so viel. Wenn du auf einem Weg gehst der schon da ist, den jemand anderes für jemand anderes gemacht hat, für eine andere Zeit, für andere Leute, für eine andere Sache. Das ist nicht für jemand, der sich ganz in seine Hände begibt, wo ist hier die Ehrlichkeit, die Wahrheit?

Du bist eigentlich wie ein Spiegel. Du lehrst die Person etwas, damit sie etwas Neues lernen kann, aber eigentlich lernst du an der Person etwas, und damit wirkst du. Ich glaube, das ist für uns etwas, das schwierig ist, dass wir etwas lernen gehen, und nicht, dass wir jemandem etwas beibringen.

Auch in FI, auch in ATM, und auch wenn ich Studenten habe, das ist an und für sich gleich. In ATM zum Beispiel sage ich selten: Macht zehn Bewegungen, oder fünf. Jeder soll in seinem Zeitraum, in seinem Rhythmus arbeiten. Wenn jemand sucht, so findet er etwas in einer ganz anderen Zeit als sein Nachbar. Viele Leute heben am Anfang ihren Kopf und schauen, was der Nachbar macht. Denn von Kindheit an hat man uns nicht beigebracht zu lernen, sondern immer nur nachzumachen. Und jetzt als erwachsene Menschen, wenn diese Ambition so dominant geworden ist, dann darf man nicht „nicht kennen", darf man nicht suchen, man weiß schon alles, man kommt immer mit dem vollen Glas. Man darf nicht mit einem leeren Glas kommen. Immer nur: ich weiß schon. Warum kommst du überhaupt, wenn du schon weißt? Und deswegen sagen wir auch immer: Wenn du es bereits am Anfang so schnell und so gut machst, was willst du dann noch verbessern? Verbessern kann man nur, wenn man hundertmal fällt, wenn man Fehler macht, wenn man sieht, dass man Fehler macht. Und dann hat man das AHA-Erlebnis. Und dann ist es für immer. Und das bringt auch seelisch ein anderes Gefühl, psychisch ein ganz anderes Gefühl, weil das sind nicht nur Muskeln, das ist wahrscheinlich mit dem ganzen Körper, nicht nur mit einem Glied davon.

In FI machen wir keine Massage, wir behandeln nicht unbedingt den Ort, wo es momentan akut ist, weil wir denken, dass dieser Platz von diesem Menschen bereits verlassen wurde. Wir versuchen, ihm zu zeigen, dass es noch ein paar andere Möglichkeiten gibt, so dass er harmonisch arbeitet, und das ist wieder ziemlich schwierig. Weil wenn

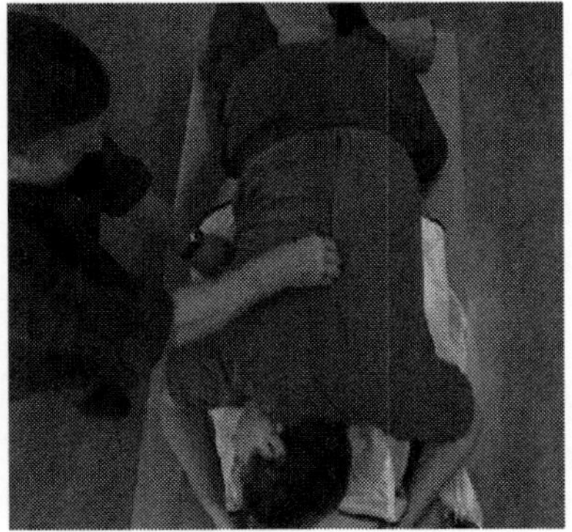

jemand zu dir kommt und etwas tut ihm weh, so erwartete er, dass der Schmerz nachher weg ist, dass du ihm den Schmerz wegnehmen wirst. Und Du sagst ihm nun, wir suchen irgendwie zusammen wo du dich störst, wo du verhinderst, dass sich jeder Quadratzentimeter in deinem Körper bewegt, mitmacht, nicht bremst, nicht stört, nicht auf die Seite steht, so dass der Schmerz überhaupt nicht kommen wird. Denn nur so könnte er sich mitteilen.

Ich glaube nicht, das man jemandem helfen kann, wenn er einfach da liegt und glaubt, er vergnüge sich nur und damit die ganze Verantwortung einem fremden Menschen übergibt. Wenn er nicht selbst die Verantwortung auf sich nimmst, so wird keiner ihm helfen. Nicht nur aus diesem Grund sage ich dass er wach sein soll - und ich schaue auch dass er wach bleibt während der FI - sondern wenn er nicht zu Hause mit den ATM arbeitet, die ich für ihn auf ein Tonband spreche, so kann ich ihm nicht helfen. Und es ist mir lieber, jemand anders zu nehmen, der mitmacht.

In diesem Zusammenhang, mit FI, mit der Suche im andern Körper: Du kannst eigentlich nur daraus fühlen und suchen was du auch bei dir selbst erfährst. Für uns Neulinge ist es dann etwas schwierig, weil wir ein relativ schlechtes Gefühl von unserem Körper haben, wir verstehen ihn zu wenig gut. Finden wir dann nicht nur den Teil, den wir auch bei uns auch fühlen, und können auf den andern gar nicht eingehen, weil wir sein Problem gar nicht fühlen, gar nicht sehen?

Als Studenten und Schüler macht ihr die ersten Schritte. Nicht das Ende eines Marathons, sondern einen Marathon ganz am Anfang. Was hat der Mao Tse Tung gesagt: jeder General tut seinen ersten Schritt als Soldat. Du kannst doch kein General sein am Anfang! Und jeder der unter deinen Händen liegt als Schüler, ist auch ein Schüler, ist noch kein Patient, ihr beide geht einen Weg zusammen.

Du darfst noch nicht jemanden behandeln, sondern das ist ein Lehrstoff, und da geht man Schritt für Schritt, aber Hand in Hand. Wenn jemand ein Schriftsteller sein möchte, und meint, er möchte gleich Tolstoi sein, so glaube ich, dass es besser wäre, er würde Zeitungen verkaufen. Ich meine, es wäre besser für die Menschheit. Weil, es war schon der Tolstoi! Wenn er anfängt, und nur an die Berühmtheit denkt, wo ist der Inhalt? Man muss einen sehr langen Weg gehen, und so ein Weg ist eine Funktion der Zeit, der Schwierigkeiten, der Lösungen und Antworten, der Fragen und Probleme. Das reift alles mit der Zeit. Du kannst nicht eine Frucht pflücken, bevor sie reif ist. Du kannst sie natürlich künstlich reifen lassen, aber sie wird dann nicht den richtigen Geschmack haben, es wird eine Plastikfrucht sein.

Die Arbeit in den FI geht über die Hände, aber du arbeitest ja in Deinen Gedanken. Wie benutzt du Deine Hände? Wie funktionieren Deine Hände?

Es gibt wahrscheinlich zwei hauptsächliche Phasen, es gibt noch viel mehr: Da ist als erstes die Technik, und diese Technik lernst du mit der Zeit. Du versuchst, hast viel Erfahrung, weißt wo du die Hände hinlegen kannst. Du hast viele Arbeitsinstrumente: Die Faust, die offene Hand, mit gespreizten Fingern, die abgewinkelte Hand, die Faust kann dem Daumen voraus arbeiten, mit den Rücken der Finger, mit den äußeren Gliedern der Finger, nur mit einer Spitze, es kann mit dem Ellbogen sein, mit einer Hand oder mit beiden Händen. Man kann mit der einen Hand ziehen, mit der anderen drücken. Das ist alles nicht so wichtig, das lernst du hier mit der Zeit. Aber es sind nur die Buchstaben, das Alphabet, aber nicht einmal die Worte, schon gar nicht die Sätze, und bestimmt nicht die ganze Philosophie.

Wenn Du mich arbeiten siehst, so siehst Du, dass ich mit meinen Händen ganz kleine Schritte mache, man sieht dass ich suche. Ich weiß vielleicht in genau der gleichen Sekunde, wo ich meine Hände hinlegen soll, aber was ich damit tun soll? Ich weiß es nicht. Ich weiß nicht automatisch was ich tun soll. Wenn mir jemand sagt, es tue ihm an einem bestimmten Ort, zum Beispiel am Fußrücken, weh, so kann ich ihm zeigen, dass in einem bestimmten Wirbel etwas ist. Aber was soll ich gerade mit ihm machen, bei jedem ist es ganz anders. Deswegen lernen wir so viele FI: auf den Knien, auf der Seite, auf dem Bauch, nur auf den Rücken, ...

Diese reiche Auswahl ist nicht dazu da, um zu zeigen wie kreativ wir sind. Die Kreativität ist nicht etwas für sich, sondern ermöglicht uns, für jeden genau das zu suchen, was er heute mit seinem Problem braucht. Die Hände werden vom ganzen Körper geschickt. Die Hände sind nur die Arbeitsinstrumente. Aber wie viel drücken, welche Kreisbewegung, das alles ist schon Sprache, weil die Feinheit und die Genauigkeit sind die einzige Möglichkeit, mit jemandem zu sprechen, damit er aufpasst, und davon etwas lernt. Wenn du nur etwas mechanisches machst, ohne den ganzen Schüler oder Patienten zu sehen, so wird er einschlafen. Vielleicht wird es ihm angenehm sein, aber er lernt nichts dabei.

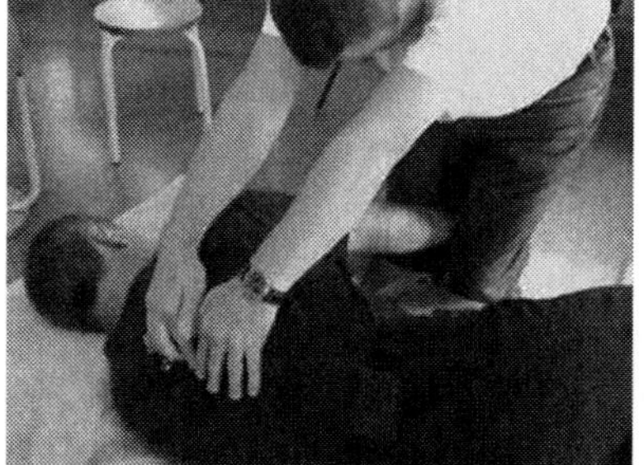

Bei dieser Art Arbeit benutzt du Deine Hände wie eine Verlängerung Deines eigenen Körpers. Ist es so, weil du genau weißt wie du dich selber bewegst, weil du genau spürst, wie du dich fühlst, und du dieses zu Deinem Schüler überträgst.

Die Frage ist gut. Denn derjenige, der vor dir liegt und Schmerzen hat, ist nicht unbeweglich weil er Schmerzen hat, er war schon vorher unbeweglich, oder ungeschickt. Seine Bewegungen waren nicht elegant, es waren Bewegungen gegen sich selbst. Er schlägt sich dauernd: Wenn er auf das Sofa fällt, wenn er auf den Stuhl fällt, wenn er plötzlich aufsteht. Überhaupt: So wie er sich bewegt, das ist eine Strafe für seinen Körper, jeden Tag, jeden Tag straft er sich Zweihundertmahl, so dass er es gar nicht merkt. Aber nachher muss er zu uns kommen, oder zu jemand, der es wieder so einrichten soll, wie es war. Er hat schon vergessen wie es war.

Durch meine Hände, wie du vorhin richtig gesagt hast, kann ich mich bewegen. Nicht, weil ich ein Experte bin darin, sondern weil ich es liebe! Und deswegen habe ich es auch gelernt. Alle Leute, die es lernen, haben einen Vorteil gegenüber anderen Leuten, weil sie es lieben. Warum lieben sie es, wenn sie schon Physiotherapeuten sind? Sie lieben es, weil sie merken, in ihrem Innern, dass sie stehen geblieben sind, dass sie damit jetzt weiter gehen können. Weil wir Bewegung so lieben, haben wir es gelernt. Wir haben unheimlich viel Erfahrung, weil wir selbst schon Tausende von ATM gemacht haben, nach so vielen Jahren. Und das kann dir auch eine Antwort darauf geben, warum du mit der Zeit die „Unfeinheit" verlierst, die Du dir einmal durch viel Geld gekauft hattest. Jedes Kind ist unendlich fein in seinen Bewegungen, und wir haben es verloren. Und durch unsere Hände versuchen wir, nicht als Befehl, es ihm wieder zurück zu geben und zu lehren. Wir tanzen mit ihm. Durch diesen Tanz sind wir ein Körper. Wir müssen etwas langsamer gehen. Nicht wie wir könnten. Denn er ist irgendwie gestört, und hat Probleme jetzt, und er muss sich plötzlich an solchen Stellen bewegen, die er bis heute nicht bewegt hat, weil er nicht einmal wusste, dass dort Bewegung möglich ist. Und wir bringen ihn durch diesen Tanz weiter, entweder durch FI, oder durch ATM, das sind auch Tänze. Und wenn ich mir nicht in meinem Kopf und in meinem Körper die genaue Bewegung vorstellen kann, wenn ich sie nicht für mich alleine schon gemacht habe, so kann ich ihm keine ATM-Stunde geben. Das geht einfach nicht. Und es geht auch nicht in FI.

Dadurch bekommt er eine Lehre, die du in keiner Bibliothek kriegen kannst, durch keine Anleitung kriegen kannst, die Du auch nicht durch Sitzen oder Lernen oder Kopieren dir aneignen kannst. Du musst selbst im Feld beginnen, und nicht denken dass es da jemanden gibt, der klüger ist als Du. Das nützt nichts. Er ist nicht klüger, er hat einfach einen Weg gemacht, und jetzt machst Du deinen Weg, nicht seinen. Denn seiner ist schon da.

Eine anschließende Frage: Du hast vorhin gesagt dass es für einige nicht möglich ist, auf dem Bauch zu liegen, dass der eine nur auf die Seite, der andere nur auf dem Rücken liegen kann. In den ATM gibst du aber Anleitungen, wo du nicht zum vorneherein weißt, ob jemand auf dem Rücken liegen kann. Wie reagierst du da? Richtest du dich nach denjenigen, die am wenigsten können, oder wie gehst du davor?

In den ATM – nach mehr als 4000 ATM-Stunden – da kannst du dir vorstellen, dass alle Möglichkeiten bereits vorhanden sind. Und weil ich damit so viele Möglichkeiten habe - aber das ist nicht das Wichtige daran - sondern es ist sehr wichtig für den Einzelnen, der zu einer ATM-Stunde kommt. Wenn ich euch sage: Bitte legt euch auf den Bauch! Ich sage nicht schon am Anfang, sie sollen sich auf den Bauch legen, ich würde sagen: Bitte legt Euch auf den Rücken. Aber nehmen wir einmal an, ich sage auf den Bauch. Ich habe so viele andere Möglichkeiten für ihn. Er soll trotzdem ein Teil der Gruppe sein, und er muss sich nicht auf den Bauch legen, man kann ihm etwas unter den Bauch legen, unter die Leiste, unter die Brust. Wenn es nicht geht, kann er die gleichen Bewegungen auf der Seite machen, auf dem Rücken. Und danach wieder auf dem Bauch versuchen.

Nicht jeder kann alleine suchen und finden, was er kann. Weil von Kindheit an hat man ihm nicht beigebracht, auf seinen Kopf zu vertrauen. Man hat ihm immer genau gesagt, was er mit seinem Körper tun soll. Und man hat ihm nicht die Gelegenheit gegeben, selber zu beobachten was er kann. Wenn man dann erwachsen ist, glaubt man, der Körper sei nur für die Kleider da! Denn meine Zähne sind vom 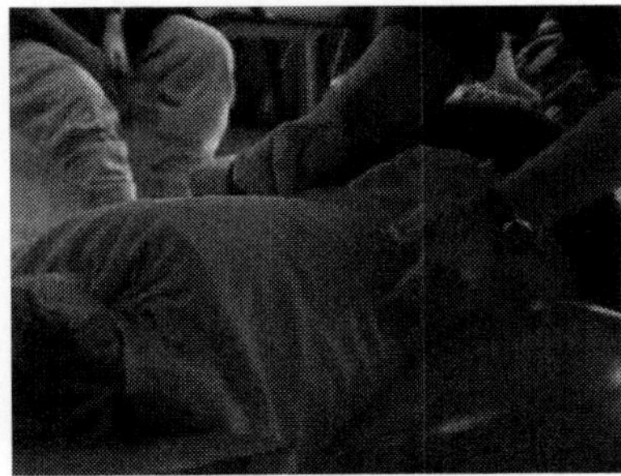 Zahnarzt, mein Bauch ist vom inneren Mediziner, mein Ellbogen vom Orthopäden, mein Knie für den Orthopäden, der nur von den Knien etwas versteht. Die Leute sind so weit von ihrem Körper entfernt, fast so weit wie von ihren Eltern, oder von ihren besten Freunden, oder von den Kindern. Man hat uns nie gelehrt, einfach zu kommen: Immer kommen wir mit einem „ich kann“, „ich kann nicht“, „ich weiß“, „ich kenne“... Man hat uns nie gelehrt, ganz leer zu kommen, ganz offen, um einfach zu schauen was ich kann. Ich komme immer mit einem vollen Sack Vergangenheit. Und auch der Körper: Man weiß ganz genau, dass er die rechte Schulter nicht bewegen kann, er hat keine anderen Möglichkeiten versucht. Auf den Bauch kann er nicht, auf die Seite kann er nicht, er ist ein Experte für alles, was er nicht kann!

Ich glaube eines unserer Ziele ist, dass sich die Leute langsam wieder in ihre eigenen Hände begeben. Und sie sollen einfach versuchen – Aha, das ist auch eine Möglichkeit.

Mosche, und auch Du, ihr habt sehr viele ATM entwickelt. Kann jemand von sich aus, an seinem Körper eine ATM machen, die er nicht schon irgendwo gehört hat, die er nicht schon „weiss", an sich eine neue Bewegung entwickeln, die neu ist? Ist das möglich?

Ja. Aber ich glaube, Mosche war ein Genie, er hat uns eine Sprache gegeben, wir sprechen mit dieser Sprache. Wir müssen nicht die Sätze wiederholen, die er schon gesagt hat. Aber mit dieser Sprache, die unheimlich gut ist, immer frisch, immer originell und unheimlich klug und fein sehend. Warum soll ich auf diese Sprache verzichten? Mit dieser Sprache kann ich meine Welt beschreiben, Deine Welt beschreiben und in meinem Gebiet verschiedene Probleme mit dieser Sprache lösen. Nicht politische...

Das ist ein phantastisches Bild. Ich habe schon oft bemerkt, dass du Bilder brauchst, um Dinge zu erklären, und nicht irgendwelche technische, wissenschaftliche, physiologische oder physikalische Erklärungen gibst, sonder viel mit Bildern arbeitest. Du hast vorhin auch gesagt, dass Mosche dir nicht den Finger zeigte, sondern den Horizont. Und diese Konfiguration Deines Körpers steht ja immer in einem Zusammenhang mit einem riesigen Universum, mit der Familie, mit den Leuten denen du begegnest. Wie bewegst du dich in dieser Welt? Wie siehst du, als jemand, der sehr viel von seinem Körper versteht, von anderen Körpern versteht? Wie siehst du die Welt, die Leute? Siehst du überall Symptome? Oder kannst du das alles auch gelassen anschauen?

Also, ich bin noch jung! Hoffentlich werde ich mit der Zeit, wenn ich etwas älter bin, weniger fanatisch sein. Wenn ich jemand mit einem solchen Rücken gehe sehe, dann kriege ich manchmal eine Wut, weil ich fühle mich wie in einem Gericht als Verteidiger: Was macht der mit seinem Körper? Woher hat er sich das Recht genommen, seinen Körper so zu quälen? Nicht Deine Frau, nicht Deine Kinder werden dich begleiten bis zum letzten Tag, nur Dein Körper! Warum behandelst du deinen Körper so schlecht? Ich ärgere mich jedes Mal, aber heute schweige ich, ich bin schon etwas weniger dumm, und ich sage nicht jedes Mal etwas. Es nützt ja nichts - auch wenn man mich fragt. Manchmal denke ich, es hat keinen Zweck eine Antwort zu geben, die schlechten Sachen kategorisch zu sagen, zu bezeichnen. Weil es nur das eigene Bild über sich selbst verstärkt und es dadurch noch schlimmer macht.

Du hast mich auch gefragt, warum ich so oft mit einem Rucksack gehe: Als ich als Vater mit meinen jungen Kindern unterwegs war, habe ich sie viel auf den Schultern getragen. Und wenn sie wieder auf dem Boden waren, fühlte ich mich fast reif für die Harlem Globetrotters. Und ich dachte, ich könnte auch Mary Poppins sein, weil du fühlst dass du schwebst, du bist ganz leicht. Heute kann ich meine Kinder nur noch in das Kaffeehaus chauffieren, und ich muss als Ersatz meinen Rucksack nehmen. Und ich fühle damit meinen Rücken wenn ich gehe, ich fühle mich elastisch, ich fühle mich viel mehr für mein Skelett verantwortlich. Ich kann damit nicht gehen, und dabei schauen, ob irgend Jemand eine Münze auf dem Boden verloren hat. Ich muss nach vorne schauen. Du fühlst die ganze Wirbelsäule ganz anders. Und ich glaube, du fühlst dich einfach leichter. Und weil du dich auf dein Skelett stützt, arbeiten die Muskeln etwas harmonischer.

Du stützt dich auf das Skelett. Das Skelett ist ein wichtiger Begriff! Wir als Anfänger haben mehr das Gefühl, dass wir jetzt einen Muskel spüren und dem nachgehen. Und eigentlich ist es ja das Gerüst, das interessant wäre. Das wirkt gegen die Schwerkraft, das trägt uns eigentlich. Wie siehst du das Skelett, oder wie spürst du dieses Gerüst? Oder arbeitest du auch mit dem Gewebe, oder den Muskeln. Wie kann man das auftrennen?

Es ist klar, dass die Muskeln unheimlich wichtig sind. Sie regeln und ändern die Beziehungen zwischen den Gliedern. Aber wenn ich zum Beispiel ohne den Rucksack gehe, so habe ich die schlechte Gewohnheit, mit auf den Boden gerichteten Augen zu gehen. Und wenn Du so gehst, so musst du mit den Nackenmuskeln den Kopf festhalten, damit er nicht fällt. Du musst mit den Rückenstreckmuskeln verhindern dass du dich beugst und mit der Nase auf den Boden fällst. Aber wenn Du mit einem bestimmten Gewicht im Rucksack gehst, so kannst Du viel weiter sehen, weil du dich die ganze Zeit strecken musst. Und du hast eine andere Balance, und es ist klar, dass es viel leichter und geschickter ist dass die Knochen dein Gewicht tragen und nicht die Muskeln dies unsymmetrisch tun müssen.

Wir können nicht ohne die Muskeln stehen. Und deshalb machen wir die meisten FI, nicht alle, aber viele, im Sitzen, mit einem Stuhl, oder auf dem Bett. Am Anfang versuchen wir, die Gravitation zu neutralisieren. Denn wenn jemand beim Sitzen Schmerzen hat, so bringt er seine Gewohnheiten mit. Seine Gewohnheiten haben ihn zu mir gebracht, seine Probleme. Wir versuchen, die Gewohnheiten nicht zu wecken. Und deswegen machen wir am Anfang alles im Liegen. Aber wenn man meint, dass wir nur an das Skelett denken, so stimmt das nicht. Denn wenn die Muskeln frei sind um zu arbeiten, und nicht zu kurz sind, so hat man viel weniger Probleme und Schwierigkeiten, weil man symmetrisch und nicht einseitig arbeitet.

Wie schaust du, oder wie siehst du? Siehst du immer auf einmal die ganze Person, oder auf was achtest du? Wenn man dir zuschaut, wenn du FI machst, und versucht, herauszufinden wo du hinschaust, so sieht man nicht viel. Aber ich weiss nicht wo du genau hinschaust.

Weil ich mich nicht auf ein Glied oder eine Zone konzentriere, weil ich versuche, die ganze Zeit den ganzen Körper mit meinem inneren Auge zu sehen. Und deswegen schaue ich nicht auf einen Punkt, oder nur selten. Nicht dass ich nicht manchmal auf einen Punkt hin arbeite, aber ich denke dabei viel weiter. Es ist doch so klar: Du sagst manchmal, dass du diese Stadt kennst wie Deine Hand. Eine Stadt ändert sich unheimlich schnell. Die Menschen sind viele Städte. Aber das ist nicht Kalkutta und Zürich zum Beispiel. Und ich glaube, wenn du das Anatomiebuch lernst, oder den Stadtplan, oder das Physiologiebuch, oder ein Buch über Neurologie, so sind es doch immer tote Buchstaben, oder tote Worte. Ich glaube ich kenne den Menschen, oder den Körper des Menschen, die Funktion des Körpers. Oder wie benimmt sich der Mensch in allen Winkeln und

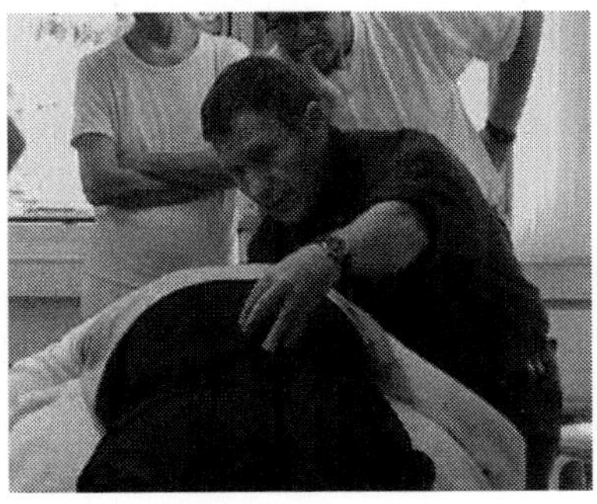

Beziehungen, wie meine Hand. Und wenn mir jemand sagt, es tue ihm hier weh, so sehe ich schon seinen ganzen Körper. Und in meinem Kopf suche ich, wo es angefangen hat. Nicht genau, aber bestimmt nicht unheimlich weit davon entfernt, und dorthin schaue ich. Aber ich schaue vielleicht durch die annähernd hunderttausend FI, die ich bis heute gemacht habe.

Aber es ist trotzdem interessant, zuzuschauen wie ich arbeite, oder jemandem zuzuschauen, der soviel Erfahrung hat wie ich, und versuchen, wie in einem Rätsel zu lesen: Was wird er jetzt machen. Da ist unheimlich viel Logik drin. Und ich kann in jedem Punkt und zu jeder Zeit aufhören, und ihm erklären, warum ich jetzt von dem Punkt zu diesem

Punkt gesprungen bin, und nicht irgendwo anders hin. Zu jedem Zeitpunkt. Ich wähle ob ich diese Schulter jetzt schnell, oder langsam bewegen muss. Ich wähle eine Strategie. Aber ich erkläre es mir nicht, ich sehe es nur. Aber wenn man mich wegen der Lehre fragt, so kann ich genau erklären, was ich tue. Ich denke ein paar Sekunden nach, und werde antworten. Weil mir ist dies alles wie Mathematik, wie eine Kunst, wie ein Tanz. Mir ist es wie Mathematik, weil 1 und 12 wird irgend wie 13 ergeben. Aber es gibt unheimlich viele Wege, um zu dieser 13 zu kommen. Und bestimmt noch viel mehr, um bis zu unendlich zu gelangen. Denn der Körper ist eher unendlich als dreizehn!

Das war wieder ein typisches Bild, das mir sehr einleuchtet. Die Mathematik ist übrigens auch eine Kunst, wenn es nicht einfach Rechnen ist.

Wie im Buch über die Geschichte vom Hasen und von der Schildkröte.

Du hast über dreissig Jahre Erfahrung, von der Wurzel her, von Moshe Feldenkrais. Du hast alles, was man auf diesem Feld mit dem Körper machen kann, schon einmal gemacht. Bereits mehrmals gemacht, schon hunderttausendmal gemacht. Was motiviert dich, dieses noch einmal tausendmal zu machen?

Man kann es nicht vergleichen, aber ich fotografiere auch, als Hobby, und auf eine verrückte und komische Weise fotografiere ich immer wieder Bäume. Und immer wieder bin ich hundertprozentig sicher, diesmal den ultimativen, perfekten Baum mit dem perfekten Schatten, Winkel und Licht zu finden. Und nie ist es, wie ich es mir vorgestellt hatte. Weil daneben ist immer die Technik, und noch viele andere Störungen, der Film, wie man ihn entwickelt. Und das ist eins zu einer Million relativ zum Körper. Jeder Mensch ist auf jeden Fall anders und wenn du in FI nur an die körperlichen Probleme denkst, so kannst du nicht sehr viel helfen, denke ich.

Ich habe leider keine Psychologie studiert. Aber als empfindlicher Mensch, glaube ich, dass ich vom Körper lesen kann. Ich kann nicht einen Typus beschreiben, eine Projektion, wie wenn ich eine Prüfung ablegen müsste. Und alle Details benennen. Aber ich weiß, dass jeder Punkt anders ist. Und dass man jedem eine andere FI geben muss. Ganz anders! Es gibt Leute die sind sehr fein, denen kannst du eine ganz feine, ruhige FI-Behandlung oder -Stunde geben. Es gibt Leute, die sind ganz taub. Ich meine, sie kennen den Körper nicht, nur wenn man ihnen eine Ohrfeige gibt mit der Hand eines Elefanten, dann merken sie, dass man sie nicht streichelt! Und es ist interessant, für jeden etwas Spezielles zu bauen. Etwas zu bauen, damit er seine Sprache versteht, und ihm dadurch die Möglichkeit geben, nicht schreien zu müssen. Er kann auch ruhig sprechen, oder ruhige, introvertierte Menschen können lernen, dass man auch einmal mit dem Fuß auf dem Boden zeigen kann: Ich bin da!

Das kannst du alles durch Deine Hände. Und das auch hundert Jahre lang. Es heißt FI, ok! Es ist aber immer ein neues Erlebnis und ein Abenteuer, immer wieder. Ich sage nicht, dass ich immer hundert Prozent bin, aber es ist einfach unheimlich interessant. Das Wort Routine gibt es nicht! Gibt es nicht! Wenn man damit anfangen würde, soll man aufhören. Ich glaube es steckt schon in diesem Weg von Moshe, dass jeder Tag ein ganz neuer Tag ist, und nicht auf dem gestern aufbaut. Ich baue auf den heutigen Tag. Ich bin mir meiner Sache so sicher, dass ich nicht das kopieren muss, was ich gestern getan habe. Weil ich kriege nie den gleichen Menschen wie gestern, obschon der Name der gleiche sein kann.

Gespräche in der Gruppe April 2002

Wer hat dich auf diesen langen Weg gebracht, wo hast du angefangen?

Es ist nicht so wichtig, wer wen wann dazu gebracht hat, diesen Weg zu gehen. Er muss reif sein dafür. Bevor ich in Deutschland studierte, lernte ich in Israel, an einer Sport-Hochschule, in einem Kibuzim. Und dort war der Weg ganz anders als zum Beispiel in Wingate, einer Hochschule für Leibeserziehung. Man kann dort auch in dieser Thematik doktorieren. Nicht in meinem heutigen Wingate, sondern in der damaligen Hochschule für Sportlehrer. Im Seminar 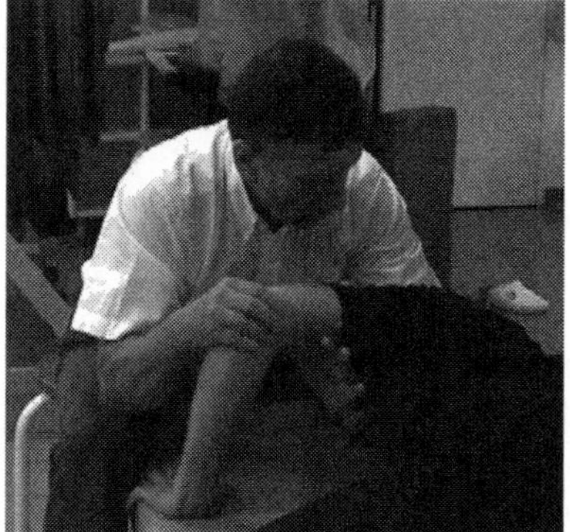 Hakibutzim war eine ganz andere Stimmung, eine andere Art vorzugehen. Und ich hatte dort eine Lehrerin, sie stammte aus Deutschland, und sie hat uns beigebracht, mit Menschen zu arbeiten, nicht nur mit dem Körper eines Menschen. Wir haben zum Beispiel mit Tennisbällen gearbeitet. Sie hat sie uns nicht schön zugeworfen, sondern irgendwohin, so dass man einen Schritt tun musste, um sie aufzufangen. Du sollst nicht etwas erwarten, sondern mit den Augen zuerst schauen, und dann erst reagieren. Nicht ein volles Glas sein, sondern ein leeres. Erst schauen, und dann reagieren. Vorher lernen was passiert, und dann darauf reagieren. Und nicht die Technik üben, wie man einen Ball schön fangen soll, sondern lernen, wie der Körper reagiert, und die Augen. Und ich glaube, sie hat mich vorbereitet, so dass ich Feldenkrais lernen konnte. Und einmal ist ein Freund einer Mitschülerin gekommen, und sagte, er möchte gerne etwas lernen, das er aber nicht benennen könne. Ich fragte ihn ob es Massage sei, oder Physiotherapie. Nein, er meinte Feldenkrais. Aber damals hatte Moshe Feldenkrais noch gar nicht gelehrt, noch keine Schüler gehabt. Und dieser Junge ist nach den USA gefahren, wurde dort Professor der Physiologie, und hat dort die Olympiamannschaft trainiert, und Feldenkrais hat in den USA später auch mit ihm gearbeitet. Als ich nach Deutschland gefahren bin, habe ich ein Buch von Moshe mitgenommen. Ich fuhr nach Köln, wo ich Sportphysiologie studierte. Und dieses Buch war für mich interessant, aber ich verstand es nicht, fast kein Wort. Aber das Interessante daran war, dass fast alles daran das Gegenteil von dem war, was ich dachte. Für ihn war ein vollständiger Mensch jemand, der spüren konnte, wenn ein Schmetterling seine Schulter verlässt. Ich konnte es nicht verstehen. Aber es musste so sein, denn er war damals in Israel schon bekannt.

Er hatte den Ben Gurion behandelt, unseren ersten Prime-Minister. Er hatte ihn auf den Kopf gestellt! Man sah dies auch auf Bildern, am Strand auf dem Kopf stehend. Es war ein rosh ben salah". Rosh ist der Kopf, em salah die Regierung. Er ist der Kopf der Regierung, und kann auf dem Kopf stehen, da kann er bestimmt auch richtig auf den Beinen stehen! Und Moshe hat ihn auf den Kopf gestellt, weil er wegen einer Diskushernie gar nicht richtig stehen und sitzen konnte. Er hat im Krankenhaus, von seinem Bett aus, regiert. Zuerst wollte er nicht zum "Mister Hokuspokus" gehen, seine Frau nannte den Feldenkrais „Mister Hokuspokus". Aber dann wurden sie die besten Freunde. Ben Gurion hatte gemeint: was soll ich überhaupt zu ihm gehen? Ich konnte als Kind nie auf dem Kopf stehen wie die anderen Kinder, wie sollte ich es heute können? Das Bild, das Ben Gurion von seinem Körper hatte war unendlich klein. Bei ihm hörte sein Körper beim Kopf auf. Wie soll man jemandem helfen können, der seinen Körper so wenig schätzt, ihn als das geringste, das Ungeschickteste betrachtet, das er besitzt? Moshe hat ihm gezeigt, dass sein Gehirn auch ein Teil seines Körpers ist. Und hat ihn nach und nach so organisiert, dass er zuletzt auf dem Kopf stehen konnte. Jetzt mit siebzig Jahren konnte er etwas, das er als Kind nicht gekonnt hatte! Und die ganze Selbstsicherheit ist zu ihm zurückgekommen. Deshalb war Moshe in Israel so bekannt.

Als ich dann nach Israel zurückkehrte, nahm ich auch das Buch wieder mit. Ich wusste wegen der Geschichte mit Ben Gurion wie -wichtig er war, und deshalb konnte ich das Buch nicht wegwerfen, obschon es für mich immer noch reines Chinesisch war.

In Tel Aviv hatte ich damals eine Freundin, und sie sagte mir: komm, schau dir mal etwas anderes an. Und sie hat mich zu seinen ATM-Stunden mitgenommen. Sie war ein sehr schönes Mädchen, und wirkte auf Moshe wie ein Magnet. Er stand neben uns während der Stunde, und so habe ich ihn kennen gelernt, den Moshe.
Ich war damals noch im Militär, und ich hatte eine Stunde bei ihm besucht, und ich hatte so hart gearbeitet damals, so dass ich mich kaum mehr bewegen konnte, alle Muskeln taten mir weh. Aber ich war trotzdem fasziniert, denn die Bewegungen waren mir völlig unbekannt, zudem noch mit einem Stuhl. Was kann man schon mit einem Stuhl machen? Die nächste Stunde lagen wir auf der Seite, etwas mit dem Hüftgelenk, aber nach zwei drei Bewegungen fragte ich mich, was er wohl noch machen könnte. Ich glaubte, ich hätte schon alles gesehen. Ich wusste noch nicht, dass es unendlich ist, nie aufhören wird.

Ich hatte ihm damals ein Buch gegeben über Atmung, das ich aus Deutschland mitgenommen hatte. Und er hat kurz hineingeschaut, hat aber nicht reagiert. Ich wusste, dass er nicht der einfachste Mensch der Welt war, aber ich fragte ihn trotzdem, was er dazu meine. Und er sagte mir Folgendes: Wenn ich dich lehren soll wie Du atmen sollst, so muss ich dich lehren wie du atmest wenn du liebst, wie du atmest wenn du hasst, wenn du in der Ebene gehst, wenn du nach oben steigst, nach unten gehst. Nur Atmen! Wenn du dich richtig organisierst, so atmest du immer anders, jedes Mal so wie du es brauchst, immer neu. All das hat mich langsam immer mehr fasziniert. Und nach ein paar Wochen ist er zu mir gekommen und hat mich gefragt, ob ich Interesse daran hätte zu lernen. Ich sagte, ich lerne bereits. Er meinte aber nein, dies sei nur der halbe Weg. Er mache es auch mit den Händen. Damals war auch noch ein Freund von mir aus Deutschland dabei. Er konnte sich nicht gut bewegen, und ich nahm ihn einmal mit zu Moshe. Und er hat ihm eine FI gegeben. So war ich schon etwas näher dabei. Und so habe ich angefangen.

Wie alt warst du da?

Ich war jung! Ich glaube ich war damals vierundzwanzig, als ich anfing. Ich war der Jüngste der Gruppe. Man kann sagen es war Glück damals. Aber ich glaube es war kein Glück. Was ich damals bei der Lotte Kristeller gelernt hatte, meiner Lehrerin im Kibbuz, mit den Tennisbällen, mit Stäben, mit Ballons, das hat mich vorbereitet um nachher bei ihm zu sein. Denn ich hätte auch nein sagen können. Eine kurze Frage, eine lange Antwort.

Er war ja nicht ein leichter Mensch, er hat dich auch schroff behandelt. Warum bist du trotzdem bei ihm geblieben?

Ich glaube nicht dass er mich frustrierte durch die Art wie er mir geantwortet hat. Denn er war für mich von Anfang an der ehrlichste Mensch, den ich kannte. Was er sagte, meinte er auch. Und er war bestimmt der faszinierendste Mensch, von allen die ich je getroffen habe. Was mich wirklich frustriert hat, war das, was er tat, was ich bei ihm sah. Da kam jemand, der sich fast nicht bewegen konnte, und er arbeitete mit geschlossenen Augen, blind wie die meisten damals, es war einfach Hokuspokus". Man konnte ihn nicht nachmachen, er arbeitete wie ein Zauberer.

Viele Feldenkrais-Lehrer machen oft einen Fehler, wenn sie lehren wollen was er tat, statt zu lehren wie man lernt. Das ist das Wichtigste für mich: Zu lernen wie man lernt, zu 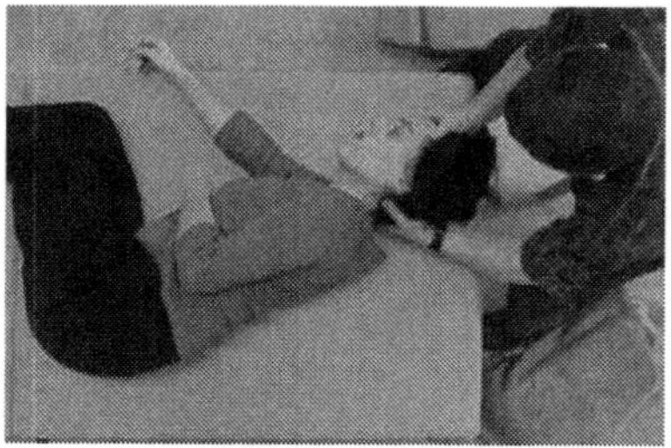 lehren wie man lernt, wie man beobachtet, wie 1 und 1 zwei ergibt, und es dazu noch hundert andere Wege gibt. Denn wir kommen aus einem Ort wo vorne der Gott steht, der Lehrer, und wir sind klein und der Lehrer ist groß. Oder auf der Universität, da ist ein Professor, und wir sind nichts. Und man lehrt nirgends wie man lernen könnte. Man lernt nachzumachen, auswendig zu lernen, aber nicht wie zu lernen. Und nachher kommen die Schüler...

Aus einer Bewegung habe ich unendlich viel gelernt, aus einer einzigen. Es ist nicht für jeden die gleiche Bewegung. Für mich war es vielleicht die wichtigste, damit fing ich an zu begreifen. Für jemand anderen ist es vielleicht eine andere: Er hatte jemanden vor sich auf dem Bett, und er hat dessen Hand zwischen die Knie genommen, so wie ich es euch gezeigt habe. Und davon habe ich so viele Möglichkeiten entwickeln können. Er hat mir nicht gesagt, dass ich es so oder so machen sollte. Ich habe es einfach gesehen und aufgenommen. Ich habe es Euch gezeigt. Und er hat uns immer wieder gefragt: Warum mache ich das so? Und wenn du ihn gefragt hast, warum er es so oder so mache, so hat er gesagt, du kannst gehen, wohin du willst, in die Hölle, oder zu den Büchern, oder hier zu jemandem, und mit ihm arbeiten und versuchen es selbst herauszufinden. Und ich glaube es steckt einfach in dieser Methode, dass man sich entwickelt. Du entwickelst dich durch die Arbeit. Es geht nicht um Genialität, wenn du in der ersten Sekunde siehst, wo ein Problem liegt. Ich hab euch schon erzählt, dass ich in unendlich vielen Filmen war. Aber ich saß nicht im Saal, ich habe selber mitgespielt in diesen Filmen. Und deswegen gehören sie mir. Je mehr du erzählst, und selber nicht arbeitest, so ist das eine Sünde ist, ja mehr noch, eine Lüge, eine Vorstellung, ein Theater. Wenn ich in der Praxis arbeite, so finde ich jeden Tag immer noch mehr Möglichkeiten, mehr Ideen. Wenn du aber mit einem Koffer herum reist, und lehrst, was du bereits an einem anderen Ort erzählt hast - du machst es vielleicht schön, aber du bringst nichts Neues. Du siehst nicht mehr die unendlich vielen feinen Möglichkeiten. Und ich glaube, wenn jemand bei mir lernt, so ist es nie gleich. Nicht weil ich zeigen möchte, wie viel ich kann, sondern weil jeder anders ist! Und weil jeder dir noch mehr Neuigkeiten zeigen kann. Und ich glaube, diese Kombination mit Praxis, ATM-Stunden in Wingate oder hier, wo man sich Fragen stellt, die sind viel mehr deins nachher.

Wie lange arbeitest du mit jemandem? 1 Stunde, eine halbe Stunde, 7 Stunden oder9 Stunden pro Tag?

Eine halbe Stunde! Warum ist das so interessant? Möchtest du ein Treuhänder sein? Bist du ein Treuhänder?

Nein, aber wenn ich mit meinen Klienten in FI arbeite, dann muss sehr vieles darum herum auch stimmen. Es gibt Ablenkungen, andere Leute kommen, und das alles kostet sehr viel Energie. Wie kann man das neun Stunden lang aushalten! Wie arbeitest du?

Das hängt auch vom Charakter der Menschen ab. Bei mir ist unheimlich viel Ordnung in der Arbeit. Ich arbeite 30 Minuten, eine FI dauert 25 Minuten, und ich bin immer voll da, ohne Ablenkung. Ich arbeite intensiv, und ich erreiche dadurch mehr als andere in zwei Stunden. Und ich sehe sehr genau auf die Zeit. Meine Klienten halten ihre Zeiten sehr genau ein. Sie kommen sogar immer ein wenig vorher, weil ich meine Zeit sehr genau einhalte. Nur ich selber bin nie pünktlich, ich bin immer eine Stunde zu früh, um ja nie zu spät zu sein. Wenn jemand zu spät kommt, so arbeite ich mit ihm weniger lang, denn ich muss für den Nächsten wieder pünktlich da sein. Sonst respektieren die Leute meine Zeit nicht. Ich verlange dafür dann auch weniger Geld.

Ich arbeite lange, vielleicht habe ich etwas mehr Kraft als andere Leute. Ich bin sehr genau, und jeder bekommt was er braucht. Und ich arbeite nicht mit Kindern. Mit Kindern ist es wahrscheinlich etwas anders. Mit einem Kind kannst du nicht so genau in der Zeit arbeiten, vielleicht ist es gerade nicht bereit, es hat noch nicht die Disziplin eines Erwachsenen. Und wenn ich einen neuen Patienten habe, so nehme ich ihn als letzten des Tages, dann kann ich ihm noch zehn Minuten geben, ihm die Unsicherheit nehme. Ich glaube, so wie du den Rahmen gibst, so ist dann auch der Inhalt. Ja, ich arbeite ziemlich hart. Ich beginne die Arbeit um sieben Uhr morgens. Mittags mache ich immer zwei Stunden Pause. Während der Arbeit fühle ich überhaupt keine Müdigkeit. Nachher schon, ja. Ich versuche verschiedene Wege zum Ausgleich, ich fotografiere, das gibt mir Kraft, ich lese. In Israel ist es unheimlich wichtig, sehr wenig Fernsehen zu schauen.

Weißt du, ich bin der Meinung dass es eine Kunst ist. Kunst hat immer ein höheres Niveau als eine reine Technik. Technik ist für mich sehr unwichtig, in ATM und auch in FI. Aber, ich lebe davon - ich lebe davon. Ich muss dafür viel geben, und ich erhalte dafür Geld. Du musst zu hundert Prozent ehrlich sein mit den Leuten, denn du lebst von diesen Leuten, sie sind das Wichtigste. Ich sage nicht, dass ich mit meinem Charakter mit allen Leuten arbeiten kann. Ich habe auch schon erlebt, dass mir jemand gesagt hat, ich sei unfreundlich, das gibt es. Aber ich habe die blühendste Praxis in Israel. Weil ich es sehr ernst nehme!

Wenn Du einen neuen Patienten aufnimmst, führst Du mit ihm ein Gespräch, erkundigst Du Dich über ihn?

Nein, die kommen alle mit einem Attest, einem Röntgen, oder einem Rapport vom Arzt.

Ist denn so ein Attest nützlich, passt es in Dein 'Behandlungskonzept'?

Es sagt dir vor allem, was du nicht tun darfst! Und du weißt besser, wo anfangen. Es ist klar, dass der Arzt nicht verstehen wird, was du machst, denn er hat ganz andere Augen als ich. Wir haben einen bekannten Chirurgen, der jeden Tag sehr viele Rückenoperationen macht. Er ist ein Spezialist, er sucht immer den direkten Weg, keine komplizierten Kombinationen. Was er macht ist klar, erklärbar. Er schickt aber sehr viele Leute vor einer Operation zu mir für Feldenkrais. Wir arbeiten eng zusammen, er gibt für uns auch Vorlesungen in Wingate. Und ich kann ihn auch fragen, er gibt gerne Antwort.

Wenn ein neuer Patient zu dir kommt, behandelst du ihn gleich wie jemanden, der schon mehrere Sitzungen mit dir hatte? Machst du da einen Unterschied?

Es gibt keine Regeln. Manchmal gibt es Unterschiede, manchmal nicht. Beim ersten Mal werde ich auf jeden Fall sehr fein arbeiten, denn jede Bewegung, alles was ich mache ist für ihn ganz neu. Und nachher baut sich eine FI auf der vorangehenden auf, eine nach der anderen. Nicht zufällig. Wenn er zum ersten Mal kommt, so sehe ich wie er geht, wie er steht, wie er sich setzt. Ich frage ihn. Aber manchmal nur aus Höflichkeit! Du siehst es sowieso. Wenn du es nicht siehst, so soll er zu jemand anderem gehen. Manche Sachen muss man natürlich fragen, sicher. Aber du siehst ja wie er sitzt. Wenn jemand zu mir kommt und fragt: Eli, wie fühlst du dich? So kannst du sicher sein, dass es ihm schon besser geht. Wenn er ein Gesicht macht wie eine Zitrone, so siehst du ihm auch an, wie es ihm geht. Schon von weitem.

Ich halte alles was mir wichtig ist im Kopf fest. Ich sehe in einer Gruppe bei jedem, was los ist. Nun stell dir vor, wie es bei jemand ist, der zu mir in eine Einzelstunde kommt. Das ist sehr privat, da siehst du noch viel mehr. Aber manchmal schreibe ich mir auch etwas auf, für das nächste mal.

Wenn jemand zu mir kommt, so machen wir einen kleinen Vertrag zusammen: Wenn Du dir nicht selber hilfst, so kann ich dir auch nicht helfen, so musst du jemand anderen suchen. Meine Zeit ist begrenzt, und ich bin bereit mit dir zu arbeiten, wenn du zu Hause ATM machst. Und ich verkaufe ihm aus meinen Tausenden von ATM-Lektionen was er benötigt. Manchmal habe ich nichts, und dann arbeite ich mit ihm die doppelte Zeit und mache dabei eine Aufnahme, die er mitnehmen kann. Aber meistens geht es mit einer Kassette aus meiner Sammlung, das ist für ihn auch billiger, da muss er nicht für die ganze Sitzung bezahlen.

Er muss auch etwas arbeiten. Ich sage ihm: Du musst ehrlich sein. Nicht mit mir, aber mit dir. Wenn du nicht arbeitest, so

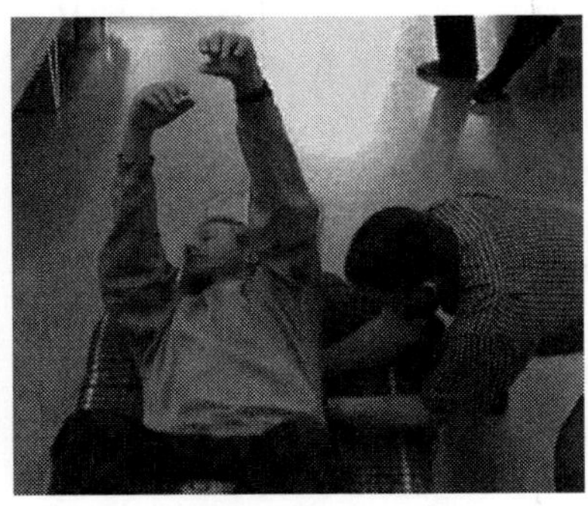

kann ich dir nicht helfen, es ist schade für die Zeit. Es ist ja nicht für das Vergnügen. Ich baue darauf dass ich weitergehen kann, weil du etwas zuhause gemacht hast. Und nicht damit es dir einfach besser geht, und du weißt, was dir weh tut, das weißt du sowieso. Das wissen wir auch. Sondern damit du weißt wo die Grenzen sind, damit du JA sagen kannst. Mit meinen Händen helfe ich ihm, damit er leichter seine ATM machen kann, damit er seine Schuhe leichter anziehen kann, er soll wieder vom WC aufstehen können, nicht sitzen bleiben, weil er nicht selber aufstehen kann.

Das Lernen über sich selber muss er selber lernen, ich kann es nicht für ihn tun. Ich kann es nur durch den vielfältigen Spiegel ATM erleichtern. Er spendet dafür seine Aufmerksamkeit, ich die meinige.

Wenn mir jemand sagt, er habe keine Selbstdisziplin, so sage ich ihm: Ich respektiere das, du bist ein erwachsener Mensch. Aber bitte such dir jemand anderen, nicht mich. Dann kann man vielleicht sagen, ich sei hart, Ok...

Zum Beispiel bei einer Kursteilnehmerin: Am Anfang war jede Bewegung in den ATM von Tränen begleitet. Heute nicht mehr. Ich sage nicht ohne Schmerzen, das nicht, aber heute ohne Tränen. Sie arbeitet so fein mit ihrem zarten Körper, nicht mit Kraft. Und in den FI arbeitet sie auch kluger als in den ATM, komischer-weise. Aber das eine stützt wahrscheinlich das andere.

Man muss als Student von Anfang an beides machen, FI und ATM. Eines lebt vom andern. Wie kannst du FI geben, ohne dass du ATM gemacht hast? Wie kannst du fein in einer ATM denken, wenn du nicht mit deinen Händen gefühlt hast?

Manchmal in Wingate, wenn ich sehe, dass jemand eine Bewegung nicht verstanden hat - was nicht stimmt, sie hat verstanden, aber sie hört nicht auf ihren Körper, deswegen schaut es so aus. Und da unterbreche ich, und lasse eines mit dem anderen die Bewegung spüren, gebe ihr jemanden, der sehr fein ist. Wenn sie nicht hören, wenn sie nicht aufpassen. Beim Spüren geht es dann ohne Worte. Das ist nicht Zauberei, sondern ein weiterer Weg um es zu sehen, noch eine Möglichkeit. Sie hatte es nicht nur gehört, sondern mit den Händen gefühlt, mit den Augen gesehen, und wurde dadurch noch aufmerksamer. Weil alles ist wie ein Spiel, wo wir uns nicht stören sollen. Weil jede Bewegung schon in uns drin steckt. Wir waren Kinder, wir können alles machen. Aber wir stören uns. Und wenn wir nicht aufpassen, damit wir uns nicht stören, so können wir nicht lernen. Und deshalb ist es so wichtig, dass ATM und FI Hand in Hand gehen, zusammen, von Anfang an.

Ich habe viel getan, habe auch die Doris aus dem Fall Doris behandelt. Aber ich glaube trotzdem nicht, dass ich genug weiß. Beim Fall Doris handelte es sich übrigens um

Alzheimer. Damals kannte man das Wort noch nicht. Ich hatte vor ungefähr dreizehn Jahren zum letzten Mal jemand mit Alzheimer getroffen, aber ich konnte nicht helfen, ich wusste damals nicht was ich tun könnte. Heute würde ich es versuchen, Wege suchen, damit sie sich mehr bewegen kann, ich würde bestimmt Wege finden.

Ich hatte vor fünfzehn Jahren auch mit spastisch gelähmten Kindern und Erwachsenen gearbeitet, auch mit Parkinson, aber ich hatte erst fünfzehn Jahre gearbeitet, war noch jung, und habe oft die Hände gehoben, weil ich nicht helfen konnte. Heute nach weiteren fünfzehn Jahren ist sehr viel mehr vorhanden, beim Sehen, beim Spüren. Ich habe heute sehr viel mehr Ideen, was ich machen könnte. Und es würde heute helfen, da bin ich mir sicher, auch bei Alzheimer

Warum hattest du die Hände gehoben? Eine Kursteilnehmerin hat erzählt, das sie bei der Behandlung im Altersheim einen Unterschied festgestellt hätte, dass die Leute sich etwas besser bewegen, besser gehen konnten. Aber du hast trotzdem das Gefühl, zu wenig zu können. War es bei dir, weil du dachtest, du könntest zu wenig helfen?

Weißt Du, warum ich gesagt habe, ich kann nicht helfen: Sie hat überhaupt nicht reagiert! Sie hatte nicht reagiert wegen mir: weil ich sie nicht gereizt habe, sich zu bewegen. Ich dachte, es sei im Gehirn. Aber sie hatte die Orientierung verloren. Sie wusste nicht von welcher Seite sie von ihrem Bett aufstehen sollte. Und ich fragte ihren Mann, dass er ihr helfe. Und man hätte beide behandeln sollen, denn er war jetzt ein Teil von ihrem Körper. Dann hat er ihr den Gürtel gegeben. Warum, er war ja für sie etwas Fremdes. Mit der Zeit siehst du solches, siehst dabei Wege zum Lernen.

In einem Altersheim, kurz vor dem Tod: braucht da jemand noch gut zu gehen? Nützt es ihm noch etwas?

Man begleitet heute auch Menschen beim Sterben. Nicht damit sie schneller sterben, aber dass sie als Menschen sterben, mit Würde. Sie können vielleicht die Worte der Hände etwas mehr genießen als die Worte der Sprache. Wenn man eine Mischung aus ATM und FI macht, vielleicht auch für diejenigen, die die Sterbenden begleiten, vielleicht sogar mehr noch für diese... Aber da muss man unheimlich viel mehr wissen, als ich weiß...

Man kann mit seinen Händen den anderen begleiten bis zur letzten Stunde, damit er durch mich sich selber noch spüren kann. Damit er nicht allein ist. Die Umgebung, das Personal, ist ja vielfach entrüstet, wenn jemand noch herumgeht, statt zu warten bis es zu Ende ist.

Dieser Weg sieht den ganzen Körper die ganze Zeit, alle seine Möglichkeiten, nicht nur seine Empfindlichkeiten. Und nachher kann man den Schwestern, dem Personal im Altersheim zeigen, wie man den Menschen auf den Stuhl setzen soll. Nicht einfach fallen lassen wie ein Sack. Man kann mit ihm so schön sprechen, und lässt ihn dann einfach fallen wie einen Sack. Das ist so unmenschlich! Das ist ein Gefühl, wie besser nicht mehr zu leben. Ihnen zeigen, wie man in den Stuhl sitzen kann. Ich glaube sie wissen es nicht. Ich glaube, sie kennen nur Techniken mit gesunden und normalen Leuten. Und diese Leute sind bei vollem Bewusstsein.

Bewusstheit durch Bewegung

ATM Awareness Through Movement

Während meinen professionellen Lektionen die ich in Europa oder in Israel am Wingate Institut halte, werde ich häufig gefragt: „Wie konstruierst du Deine ATM-Stunden? Gibt es da eine spezielle Formel, die uns helfen kann? Diese Frage kommt immer und immer wieder, da es ein Charakteristikum der Feldenkrais Methode ist, dass sich keine Stunde wiederholt. Die Möglichkeiten in den Lektionen sind so reich und so vielfältig, dass die einfachen Studenten überrascht sind,. Und mehr noch diejenigen, die ein professionelles Studium besuchen, da sie noch empfindsamer auf den Reichtum des ihnen während des Jahres im Kurs präsentierten Materials reagieren.

Ich werde versuchen zu antworten, und meine Gedanken und Ideen, die mich auf meinem professionellen Weg motivieren, zu erläutern: Als erstes möchte ich in aller Fairness betonen, dass Moshe Feldenkrais allen, die in seine Fußstapfen getreten sind, ein vielfältiges, reiches, grundlegendes Material in seinen aufgezeichneten Lektionen, Büchern und Vorlesungen, hinterlassen hat.
Vor allem stehen zehn Jahre gemeinsamer Arbeit, einschließlich drei Jahre täglicher Studien in seinem ersten Kurs, wo ich das Privileg hatte, zu seinen 13 Schülern zu gehören. Während zehn Jahren erkämpfte und erarbeitete ich mein Wissen in Moshe's Arbeits-Gruppen in der Alexander–Yanai-Strasse, sowie mit meinen FI-Lektionen in der Nachmani-Strasse.

Die zehn Jahre ATM- und FI-Arbeit in seiner Anwesenheit prägten mich derart, dass sich alles was ich tue, meine Ideen, mein Nachdenken über neue Pfade und Lösungen in meiner Arbeit, alles was ich sehe: in der Arbeit, auf der Straße, in der Kunst, in der Musik, in der Natur, in der Erziehung meiner Kinder und in meiner Familie, vermischte und verband und zu einem dominierenden Teil meines Lebens wurde. Was ich heute bin, ist im Wesentlichen die Metamorphose von all dem, was ich in der „Arbeit" erfahren habe, ich wurde, was ich heute bin. Ich betrachte meinen Weg nicht bloß als Quelle finanzieller Belohnung, oder als aufregenden Beruf, sondern eher als eine umfassende Erfahrung die das „Heim" meines Gehirns und meinen Körpers ist, aus der ich auftauche zu meinen täglichen Fahrten sei es zu meiner Praxis an der Rembrandt-Strasse oder nach Wingate, oder zu meinen ATM-Gruppen oder zu irgendeinem anderen Ort auf der Erde. Auch wenn ich nach Hause zurückkomme, ziehe ich keinen Vorhang, um "die Arbeit" von meinem Heim zu trennen. Denn selbst die Entwicklung meiner Kinder ist Quelle der Inspiration und endloser Suche von immer mehr Ideen.

Vor allem möchte ich unterstreichen, dass wir durch das Studium bei Moshe, bei der Arbeit in seiner Gegenwart, durch die Möglichkeit, ihn zu beobachten, mit sehenden, fragenden und beobachtenden Augen ausgerüstet wurden. Etwas, das viel mehr Wert hat, als das Lernen durch Üben irgendeiner Technik. Ich lernte zu sehen, täglich, jede Sekunde, mit einem frischen Blick für die jeweiligen Bedürfnisse jedes Einzelnen, ohne in gewohnheitsmäßige Routine zu geraten.

Das ist es, was ich meinen Schülern zu vermitteln versuche: aufmerksam zu beobachten und hinzuhören, statt routinemäßig zu Sehen und zu Hören. Ich verstehe die wiederholten Fragen vieler meiner Kursteilnehmer sehr gut, die nach Anleitungen und Abkürzungen fragen Angesichts ihrer Frustration, wenn sie die unvermeidbaren Vergleiche ziehen zwischen meinen reichen und überraschend präzisen Lektionen, die sie von mir erhalten, und ihren eigenen, die manchmal sehr „dünn" und betrüblich sind. Ich behandle ihre Frage ernsthaft und mit Respekt, da es die gleiche Frage ist, die ich jeweils Moshe zu stellen pflegte, als ich begann, Lektionen an seiner Stelle zu geben. Nicht via Kassettengerät, sondern diejenigen, die er mir erlaubte, persönlich zu geben.

Ich fragte ihn: " Moshe, wie schaffst du es immer wieder, solche reiche, überraschende und zweckmäßige Lektionen zu

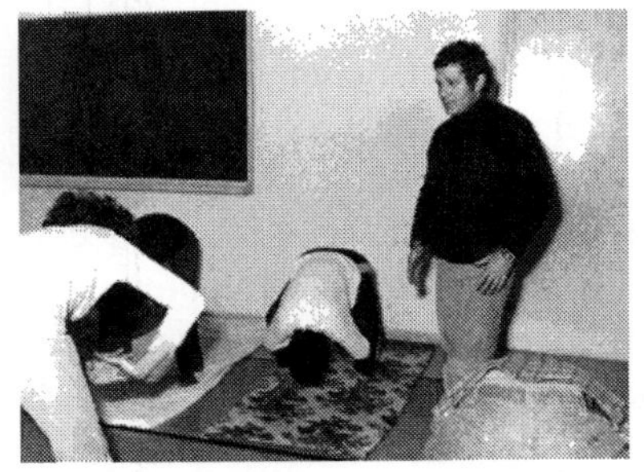

schaffen? Seine Antwort war: " Beobachte meine Lektionen, nach und nach werden sie zu einem Teil von Dir, und dann wirst Du unzählige eigenen Lektionen entwickeln. Diese Antwort befriedigte mich damals natürlich nicht. Aber heute, wo ich ein " Augenpaar " besitze, das anders ist als es damals war, ist seine Antwort in meinen Augen ein gesamtes Universum.

Als ich Moshe mit einer graphischen Skizze einiger Bewegungen auf einem vergilbten Papier sah, und wie er daraus eine dieser perfekten Kreationen schuf, da war ich noch mehr frustriert, alles sah so geheimnisvoll und total unerreichbar aus. Und heute komme ich gewöhnlich mit einem Umriss von einer oder zwei Bewegungen in meinem Kopf in jede Lektion. Aus diesem Umriss baue ich dann die gesamte Lektion auf. Vergessen Sie nicht, dass es fast 30 Jahre Lernen durch Arbeit sind, was viel mehr ist als gewöhnliche Routineerfahrung. Ich fange jede Lektion mit einer bestimmten Bewegung an, so wie wir es von Moshe gelernt haben. Die Bewegung wird viele zusätzliche Kreise um sich herum erzeugen, und so wird die Lektion in Gang gesetzt. Die Bewegung existiert in meiner Vorstellung, bevor meine Schüler sie verwirklichen. Ich biete die Bewegungen der Klasse an. Ich sehe mit meinen ausgebildeten Augen auf eine systematische Weise, wo die Hauptschwierigkeit liegt. Ich verfüge über unzählige Lösungen, die in der Form einzelner, aufeinander folgender Bewegungsschritte erscheinen, bis die ganze Klasse einen Schritt weiterkommt, ein jeder entsprechend seinen Fähigkeiten.

Ich bin sehr erfreut, wenn die Gruppe nicht unisono, wie ein gut disziplinierter Chor arbeitet, sondern eher so, dass jeder seinen eigenen Rahmen für seine Gesten und Bewegungen findet, jeder nach seinem besten Empfinden, und so, dass er mit feinen Nuancen seine eigenen Lösungen entdeckt. Sobald ich bemerke, dass eine Anzahl von Leuten sich gegenseitig anschauen, weiß ich, dass ich ein semantisches Problem in meiner Sprache verursacht habe, und ich nach einer zusätzlichen Erläuterung suchen muss. Eigentlich könnte man sagen, dass 80% des Rohstoffes einer Lektion in den Bewegungen meiner Kursteilnehmer gefunden werden kann, in der Art wie sie nach einer Lösung suchen, um die Bewegung tatsächlich auszuführen. Ich "stehle" und borge mir die Lösung von einigen von ihnen, zugunsten aller. Ich suche sogar nach einer fehlerhaften Lösung für sie, um ihnen die leistungsfähigere, angemessenere und natürlichere Lösung deutlich zu machen.

Ich nehme an, dass eine Bewegung, die schwierig erscheint, für uns leicht machbar wäre, wir aber ihre Ausführung durch gleichzeitige antagonistische und grundlose Bewegungen verhindern. Und da wir die Hindernisse "entfernen müssen", die durch unsere Gewohnheiten und durch Mangel an

Empfindlichkeit auf unseren Weg gelegt werden, konzentriere ich mich auf diese spezifische Bewegung. Und kehre nach jeder Gruppe von Bewegungen zu ihr zurück, so dass sie zum Marker für das Hauptthema der Lektion wird. Hunderte, ja Tausende von FI-Lektionen, die ich in den fast 30 Jahre Arbeit gegeben habe, geben mir die Möglichkeit, mit meinem Körper genau zu spüren, was ich meinen Kursteilnehmern anbiete: Lösungen zu den verschiedenen Störungen aus der persönlichen Vertrautheit mit dem Körper, und eine Vielzahl von Lösungen, die ich in der letzten Dekade erfahren habe und die zu reicheren Lösungen führen, von welchen ich das Gefühl habe, dass sie ökonomisch und spezifisch sind. Während der Lektion selbst "fotografiere" ich innerlich und mache mir ein systematisches Bild von verschiedenen Schülern.

- Ich mache eine Pause um mir eine Bewegung eines erfahrenen Kursteilnehmers zu „borgen", der mit schönen, genauen, wirkungsvollen und mit Leichtigkeit ausgeführten intelligenten Bewegung arbeitet.

- Ein neuer Kursteilnehmer, dem es an Vertrauen in sich selbst und seinen Körper fehlt, schaut umher und zu seinen Nachbarn, um sie nachzuahmen. Körpersprache ist fremd für ihn, und es braucht viel Geduld, um diejenige Sprache wieder hervorzubringen, die einst seine Muttersprache war in seiner Kindheit.

- Ich beobachte die Person, die Schmerzen hat. Ihr Kopf und ihre Aufmerksamkeit sind zu weit weg um zu hören. Sie konzentriert sich vor allem auf den Schmerz, und wegen ihrer Unfähigkeit unter diesen

Bedingungen zuzuhören, behauptet sie, meine Sprache nicht zu verstehen.

- Ich beobachte denjenigen, der wie ein Automat arbeitet, der, mit einem erschreckenden Mangel an Empfindlichkeit für seinen Körper, mit viel Kraft und unverhältnismässiger Geschwindig-keit arbeitet.

- Ich betrachte die Person, die in bestimmten Teilen ihres Körpers sehr beweglich ist, während sie in anderen steif ist, und , um diese Steifigkeit auszugleichen, übertrieben grosse und theatralische Bewegungen macht, als wäre sie in einem Gymnastikwett-bewerb. Die Resultate davon sind schmerzhaft und nicht pädagogisch und werden sich anschliessend an die Lektion durch einen Mangel an Wohlbefinden und Schmerz ausdrücken.

- Ich beobachte denjenigen, der wegen eines Vorurteils der Meinung ist, eine bestimmte Bewegung sei nicht gut für ihn (zum Beispiel auf den Knien zu stehen) und der deshalb diese Bewegung verweigert, weil sie ihn "schädigen" könnte.

Dies sind natürlich nur die Hauptcharaktere, denn es gibt alle möglichen Kombinationen von Verhaltensweisen oder „Bewegungspersönlichkeiten" in einer ATM-Gruppe.

Ich fühle wie ein Hirte mit seiner Herde, und werde keinen wegen einer Schwierigkeit stehen lassen, und auch keinen wegen einer besonderen Fähigkeit bevorzugen, da ich jeden dazu motivieren muss, vom anderen zu lernen. Jeder wird genug Platz erhalten für seine Entwicklung und seinen

Selbstausdruck. Jeder wird die Stunde entspannt, gelockert, erfrischt und vor allem mit einem erweiterten Repertoire an einfachen alltäglichen Bewegungen verlassen, und den Eindruck haben, dies geschehe auf Grund eines Lernvorganges. Ich muss auf diese Weise für jeden einen Weg ebnen, mindestens am Anfang, von dem aus er zusätzliche Pfade zu seinem Nutzen finden wird.

Man könnte auch sagen, dass ich jede Lektion als eine harmonische Kreation betrachte, und die Schüler der Gruppe als ein Orchester mit einer Vielzahl von einzelnen Instrumenten. Ich bin der Dirigent des Orchesters, die Komposition jedoch wird erst während der Ausführung geschaffen. Ich komme jedoch mit einem spezifischen Thema, vielleicht der Wirbelsäule, während dem ich die Teile davon, die Wirbel, die Gelenke, die Muskeln, die Adern, die Glieder, die Haut, den Gesichtsausdruck und die Körpersprache, den Leuten vor mir entnehmen muss, mit ihrer Hilfe, mit ihrer Einsicht und ihrem vollen Einverständnis.

Ich darf nicht von A bis Z vorbereitet zu einer Lektion kommen, meine Ideen durchsetzen und sie den Leuten aufsetzen, sonst wird es nur ein „Maskenball". Wenn ich jedoch zu einer Lektion komme mit allem was in mir ist, und Alle und jeden Einzelnen mit einem empfindsamen Auge beobachte, jede Bewegungssequenz aufnehmend, dann wird jede Lektion, die ich gebe, massgeschneidert auf jeden Einzelnen und auf die Gruppe passen, und wird nie ein Massenprodukt.

Folglich ist jede Lektion für mich ein aufregendes Abenteuer und für meine Kursteilnehmer eine Lernerfahrung, aus der sie lächelnd auftauchen werden. Diese Begegnung zwischen einem empfindlichen Lehrer, der jede Sekunde seines Lebens lernt, wach und bewusst, und seinen Schülern, jeder von ihnen eine ganze und spezielle Welt, ermöglicht die Schaffung einer unbegrenzten Zahl von neuen, anregenden und vielfältigen Lektionen. Aus diesem Grund ist es unmöglich, eine Formel für das Gestalten einer ATM-Lektion anzugeben. Jeder Lehrer muss für sich seinen eigenen Weg ebnen, damit seine Schüler durch seine Lektionen lernen können, zu erweitern was möglich ist.

Zusammengefasst betrachte und schaffe ich jede Lektion als eine eigenständige Kreation. Sie enthält ein Hauptthema und eine Grundbewegung die dieses begleitet, eine Bewegung, die sich mit Variationen und in verschiedene Richtungen

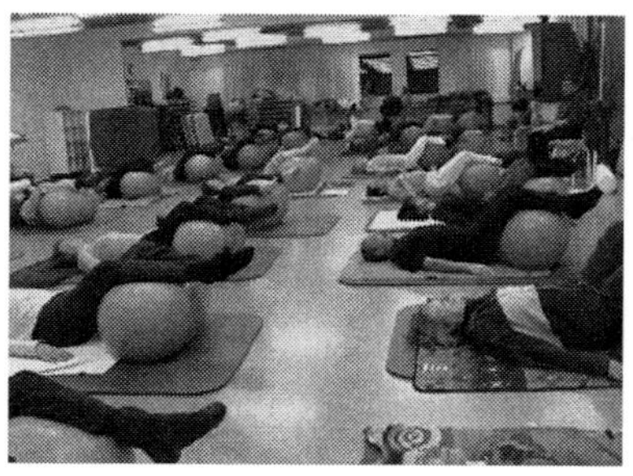

wiederholt. Die Lektion hat eine bestimmte Richtung und als Ziel die spontane Benutzung im täglichen Leben mit all den daraus entstehenden Bewegungen. Diese Bewegungen sind keine zufällige Ansammlung von hübschen und ähnlichen Bewegungen. Jede Bewegung ist von der vorhergehenden abhängig und dient als Grundlage für die daraus erneut folgende Bewegung. In dem Sinne wie ich mich mit der Entstehung einer Kreation befasse, sind meine Schüler die Musikanten, jeder mit seinem eigenen Instrument, durch welches ich ihm die Möglichkeit gebe sich selbst auszudrücken, damit er zuerst seine inneren Noten lernen wird, und dies wird ihn davon abhalten, nur äusserliche Noten zu kopieren.

Ich muss jedem Schüler die Möglichkeit geben, sein Potential auszuschöpfen, ohne frustrierende Gefühle, als jemanden, der seine Jugend und seine damaligen Bewegungen wieder erneuert. Ein Erwachsener, dem es „plötzlich" gelingt, schon lange vergessene Bewegungen wieder zu machen, dem sie jetzt ohne irgendwelche Anstrengungen gelingen, der gewinnt wieder Vertrauen in seinen Körper, seine Gesundheit und in sich selbst. Wir beschäftigen uns mit Kunst, und es ist schwierig zu erklären wie man ein Lied schreibt, weil hier Worte versuchen, etwas zu erklären, das sich eigentlich durch Worte gar nicht erklären lässt.

Folglich ist eine wertvolle Lektion in meinen Augen eine solche, bei der es gelingt, sich soweit als möglich von einer reinen „Übung" zu entfernen. Für mich stellt eine harmonische Kontinuität einer Bewegung das Ganze dar, von der Sohle bis zum Scheitel.

Der Ei-Ball

Wir haben früher auch mit dem Medizinball gearbeitet. Der Medizinball war für mich aber etwas zu aggressiv, ich meine, er ist rund, und man muss den Menschen sehr viel mehr biegen dabei, und man muss mit wenig Luft arbeiten. Und plötzlich kam dieser Eiball. Und der ist einfach perfekt für unsere Arbeit.

Der Eiball ist nicht so eng im Radius, und es gibt verschiedene Grössen. Moshe hatte eine FI gebaut, wo man sich mit den Knien auf dem Boden befindet, den Bauch auf dem Bett (Du siehst diese FI auf einem Foto in diesem Buch). Das geht auf dem Eiball viel weiter, du kannst besser auf dem Eiball arbeiten, weil alles beweglicher ist. Und du kannst Bewegungen machen, die auf dem harten Bett nicht gehen. Und auf dem Ball ist es genau wie wenn du ein

Aquarium baust: du musst zuerst Wasser hinein tun, und erst dann kannst einen Fisch hineinsetzen.

Die Ideen werden einfach unendlich. Von unten, von oben, oder von der Seite. Und du kannst Teile und Zonen des Körpers bewusst machen, die du ohne den Ball gar nicht erreichst. Und du kannst plötzlich Bewegungen finden, die sind sehr fein, sehr weich, und von mindesten zwei Seiten, von oben, von unten, und die Möglichkeiten sind einfach unendlich. Du kannst auf der Seite liegen, auf dem Rücken, auf dem Bauch. Man kann den Ball umarmen. Man kann sich durch eine Position hindurch bewegen. Wenn jemand auf dem Ball liegt, so ist er noch näher bei seinen Möglichkeiten.

Hier gilt der berühmte Satz von Moshe: Man macht die unmöglichen Dinge zu möglichen Dingen.

Und ich glaube, der Ball gibt mir die Möglichkeit, nicht in einer Doktrin zu bleiben. Er gibt dir die Möglichkeit, dass es nicht nur „so" geht, denn du musst auf die Probleme von

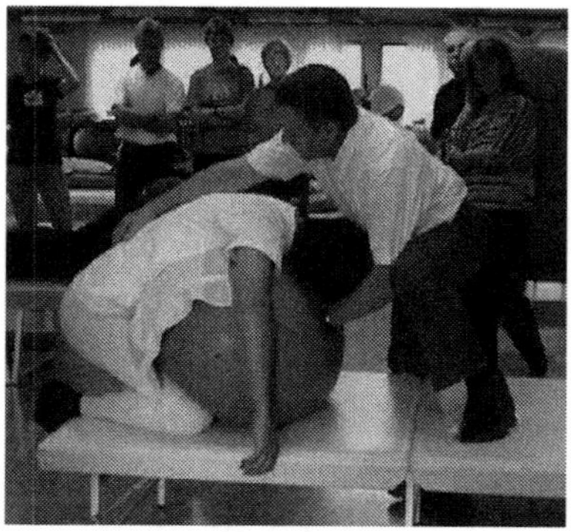

jemandem reagieren, der sich dir mitteilt. Und mehr als nur auf dem Bett, weil da ist auf einmal etwas Elastisches. Du kannst es dir so vorstellen: es ist wie wenn jemand sagen wir...er ist sehr arm, und er will trotzdem Fussball spielen, und er fängt mit einem ausgestopften Socken an, wie die armen Kinder in Brasilien, und nachher kriegt er plötzlich einen Ball, einen Fussball, die Geschwindigkeit ist ganz anders, die Ideen sind ganz anders. Die Möglichkeiten sind ganz anders, da muss er viel schneller denken.

Der Körper wird ja getragen durch den Ball, aber du bewegst auch den Körper. Wir als Anfänger brauchen vermutlich viel zu viel Kraft dabei, wir können nicht dosieren.

Wenn jemand anfängt ein Auto zu chauffieren, zusammen mit einem Fahrlehrer, dann hält er das Steuer so, als wie wenn man ihm das Auto klauen möchte. Und später steuert ein Teil von seinem Körper mit, nicht nur seine Hände arbeiten, sondern auch sein Körper. Und hier, mit dem Ball, oder auch mit einer Rolle, ist es genau gleich: Am Anfang gibt man viel mehr Kraft, und man arbeitet mit den Händen. Und nachher sieht man, dass die Hände nur da sind um zu fühlen, und der ganze Körper arbeitet, der ganze Körper macht mit, mein eigener Körper macht mit. Wenn du eine FI gibst, dann sind die Bewegungen der Hände so fein und so angenehm, dass ich glaube, man kann es ohne die Bälle nicht erreichen.

Am Anfang, wenn du lernst, da darfst du alle Fehler machen, du darfst es so unrichtig machen wie möglich, nur so lernt man, man kann es nicht am Anfang so fein machen wie sein Lehrer, der schon Hunderte von Stunden mit dem Ball gearbeitet hat. Und wie gesagt, es kommen jeden Tag neue Ideen dazu, und wenn du elastisch bist in deinem Kopf und jemand kommt, unheimlich gereizt, weil er Probleme hat, und du hast dazwischen etwas elastisches, dieses Ensemble kann wirklich sehr gut funktionieren.

Es ist nicht nur ein Problem des Balles, dass die Leute sich frustriert fühlen, weil sie glauben, sie müssten nachmachen, und es geht nicht. Denn sie haben Mühe sich überzeugen zu lassen, dass sie die Schritte bei sich selbst anfangen müssen, und sich Zeit lassen müssen, und sich fallen lassen sollen und wieder aufstehen, und es schlecht machen sollen, bis jeder seinen Weg findet, und er dann ohne Muskelkater arbeiten kann. Und er dann genau wissen kann, von Anfang an, was er will.

Wie gehst du damit um, wie fühlst du, ob eine Person Schmerzen hat, auch wenn sie das verstecken will.

Wenn sie aufhört zu atmen, wenn ich sie reize. Du fühlst es in der ersten Sekunde. Auch wenn jemand dir erzählt, dass er versucht hat, den Schmerz zu verstecken, bedeutet das nicht, dass er den Schmerz wirklich verstecken wollte. Die meisten Leute möchten gerne, dass man den Schmerz bemerkt. Und man soll sie betreuen, oder streicheln, wegen dem Schmerz. Aber sie sagen, sie hätten versucht, den Schmerz zu verstecken. Aber das stimmt nicht. Weil ein normaler Mensch wird seinen Schmerz nicht verstecken und ich glaube, das ist menschlich, dass man damit Zuneigung kriegen will.

Ist es etwas Ähnliches wie wenn zum Beispiel ein Patient möchte, dass der Therapeut seine Situation stabil hält, dass man sie gar nicht verändern soll, weil er Angst hätte vor einer neuen Situation.

Ich meine, wenn es mehr psychiatrische Probleme sind als körperliche, dann sage ich, dass ich meine Hände hebe, denn ich möchte nicht schaden, er braucht etwas anderes. Das ist eine Seite. Aber wenn jemand in einen Kurs kommt, und er will als Lehrer arbeiten, dann muss ich ihn behandeln, so als ob er lernen möchte, und nicht so, wie wenn er Probleme hätte.

Die Geschwindigkeit bei der Arbeit. Ich bin jemand, der sehr langsam arbeiten möchte. Ich sehe mehr dabei, ich bin aufmerksamer, wenn ich langsam vorgehe, und an einem sehr kleinen Ort arbeite. Bei Dir ist mir aufgefallen, dass du viel zügiger vorangehst, und sehr viel machst, in kurzer Zeit.

Jeder hat seinen Rhythmus. Aber ich reagiere anders auf verschiedene Personen. Als Metapher: Wenn jemand nicht gut hört, so muss ich schreien. Wenn jemand empfindlich ist, so muss ich sehr fein arbeiten und langsam. Und die Schritte müssen sehr klein sein. Ich gebe sehr viel von mir, in FI und ATM. Wenn man eine ATM drei-, vier- oder fünfmal macht, so findet man immer neue Sachen darin. Und wenn ich eine ATM unheimlich langsam machen würde, dann wird es ziemlich schnell langweilig werden. Das ist mein Charakter, und ich glaube, jeder soll seinen Charakter liefern. Ich glaube, eine Sprache soll interessant sein. Wenn es eine Lehre sein soll, so muss sie interessant sein. Manche Leute sprechen langsam und sehr interessant. Ich spreche mit meiner Arbeit interessant mit meinem Rhythmus. Ich glaube das ist mein Rhythmus, das ist meine Sprache.

Wenn du ein Zuhörer bist, oder ein Anfänger, so fängst du sehr langsam an. Ich habe früher auch langsamer gearbeitet. Du siehst auch viel weniger als ich, momentan. Und mit der Zeit wirst du unheimlich viel mehr sehen. Immer, jeden Tag mehr. Und wenn du mehr siehst, so musst du anders reagieren. Du reagierst mehr, wenn du mehr siehst. Damit reagierst du auch auf die Zukunft, es soll angenehmer sein. Und ich glaube, jeder soll seinen Charakter schätzen und respektieren, und soll nur so arbeiten, wie er kann und nicht wie jemand anders, weil es ist sonst nicht authentisch. Und wenn es nicht authentisch ist, so ist es wieder eine Lüge. Ich meine, ich arbeite, ich reagiere auf sehr viele Sachen die ich sehe, und ich glaube, es ist wichtig, diese Sachen dem Schüler oder Patienten zu zeigen. Deshalb ist es sehr reich. Und du musst auch etwas geben. Ich glaube, wenn jemand kommt, und du kassierst Geld dafür, und er verzichtet auf andere Leute, um ihm zu helfen, und er kommt zu dir, so musst du ihm alles geben, alles was du hast. Und ich glaube nicht, dass es ein Fehler ist, nein ich bin überzeugt, dass es so sein soll. Jeder soll sein Maximum geben. Dein Maximum ist 100% von dem was du jetzt gibst. Und genau so ist es bei mir. Du kannst nicht meine 100% geben, und ich kann nicht Deine 100% geben. Die Hauptsache ist, dass du hilfst, das ist die Hauptsache. Und dass du den Leuten die Möglichkeit gibst, und sie sollen dir vertrauen und wiederkommen. Denn wenn sie nicht wieder kommen, so kannst du ihnen nicht helfen.

Was machst du, wenn jemand von dir schnelle Hilfe will, eine schnelle Lösung?

Ich erkläre ihnen, sie sollen jemand anders suchen. Wenn jemand schon am Anfang am Telefon fragt, wie oft er kommen soll, so sage ich ihm, ich könne ihm schon sagen wie oft, aber das sei eine Lüge. Wie könne ich ihm sagen wie oft, wenn ich ihn noch nicht gesehen habe. Und auch nach einmal kann ich ihm noch nicht sagen, wie oft. Sondern nur nach ein paar Mal, wenn ich sehe ob er mitmacht, ob er auch seine Zeit spendet mit seiner ATM die ich ihm mitgebe. Sonst kannst du ihm Shalom sagen, und jemand anders suchen.

Spielt das Verhältnis zu einer Person eine Rolle. Es gibt sympathische Leute, unsympathische Leute. Angenehme oder nicht. Wie fest beeinflusst das Deine Arbeit?

Auf der fachlichen Seite überhaupt nicht. Ich kann auch mit einem Feind arbeiten. Wenn er unter meinen Händen ist, so fühle ich mich 100% für seine Verbesserung verantwortlich. Er soll sicher sein um seine Gesundheit. Aber ich muss sagen, dass Du mit der Zeit, wenn du mehr Kontakt mit den

Leuten hast, und es ist eine sehr intime Art der Arbeit mit
den Leuten, dann findest du bei jedem seine menschlichen
Punkte. Ich meine, ich suche keine Freunde unter meinen
Patienten oder Schülern, aber was soll ich machen, wenn
sehr viele Leute schon über 30 Jahre mit mir gehen. Das
bedeutet etwas. Weißt du, viele Leute sagen mir, wir sind wie
eine Familie, vielmehr als Blutsverwandte. Du gibst deine
Person. Ich bete für Deine Gesundheit, denn es ist auch
meine Gesundheit. Das höre ich unheimlich viel.

Es ist sehr persönlich!

Ja. Aber es hat natürlich auch Leute, da stimmt einfach die
Chemie nicht. Aber die zählen nicht mehr als die Finger
einer Hand, in diesen 30 Jahren oder mehr. Einmal hat mir
jemand gesagt: Glaubst du, du wirst mich berühren? Mein
Arzt darf mich nicht berühren! Mein Mann darf mich nicht
berühren. Da habe ich gesagt: Ich möchte nicht unhöflich
sein, aber Eure Probleme sind wohl grösser in einer anderen
Beziehung, aber nicht in körperlicher Beziehung.

Klar: es gibt Leute, die auf der körperlichen Seite mehr
Stradivarius sind, und andere, die sind einfacher. Manche
sind wie ein Instrument, und andere mehr ein Holzklotz, aus
dem man dann eine Geige machen würde. Sie sind
überhaupt noch nicht reif, eine Geige zu sein, nur ein Stück
Holz aus dem Wald. Nicht nur körperlich, sondern auch
menschlich. Einmal hatte ich einen der reichsten Juden der
ganzen Welt als Klienten. Der war mir so unsympathisch, ich
musste ihm sagen: Es tut mir leid, aber ich kann dich nicht
behandeln. Die Chemie stimmte nicht. Er kam, legte sich
hin, und ich sollte mit ihm arbeiten. Weißt du, kein Wort,
kein Gespräch. Ich konnte nicht. Oder auch Begin, der
frühere Premierminister: Sein Sekretär war so neidisch
darüber, dass jemand so eng mit ihm arbeiten sollte, dass er

immer wieder in der letzten Sekunde seine Termine abgeändert hat. Und ich habe dem Premierminister geschrieben: Entschuldigung, sie sind mir zwar unheimlich sympathisch, aber ihr Sekretär - vielleicht beneidet er mich, aber ich kann so nicht weiterarbeiten. Ich verliere die Möglichkeit, meine Zeit mit jemand anderem zu nutzen. Aber normalerweise geht meine Praxis perfekt.

Arbeitest du auch mit Kindern?

Nein – ich arbeite nicht viel mit Kindern. Mit Jugendlichen schon, aber nicht mit Kindern. Mehr mit alten Leuten. Ich glaube, wer mit Kindern kommen will, der soll zu jemand gehen, der viel besser mit Kindern arbeiten kann. Wie Chava Shelhav zum Beispiel. Ich schicke viele Kinder zu Chava Shelhav. Weil ich glaube, man soll jedem die Möglichkeit geben, das Beste zu erhalten. Und wenn ich glaube ich bin der beste, dann muss ich sagen können, was ist richtig, und das kann ich nicht.

Kommen zu dir auch Leute die langfristig präventiv behandelt werden möchten?

Ja, vielleicht 20%. Rein präventiv. Sie fühlen sich gut, sie sagen: ich bin jetzt schon so lange in meinem Körper, ich möchte ihm etwas zurückgeben. Zum Beispiel Leute, die im Sitzen arbeiten, vor dem Computer. Manche kommen einmal im Leben, andere mehrere Male.

Noch eine letzte Frage: Du hast viele Jahre eng mit Moshe Feldenkrais zusammen gearbeitet: Hattest du auch persönlichen Kontakt mit ihm? Privaten Kontakt?

Also, ich meine, er war mein Lehrer. Unheimlich viel Zeit hat er nicht gehabt. Aber am Freitag bin ich manchmal zu ihm gegangen, auch mit meiner Tochter, als sie noch klein war. Auch mit meiner Frau. Aber er war immer unheimlich beschäftigt, hat sehr viel gearbeitet, gelesen. Und wir haben uns ja in der Arbeit fast jeden Tag gesehen.......

Stationen auf dem Weg

Eli Wadler war Absolvent des College für Bewegungserziehung am Seminar Hakibbutzim in Tel-Aviv.

Fortbildung an der Staatlichen Hochschule für Sport und Physiotherapie in Köln, Deutschland.

Abschluss im Fachbereich Haltungsmängel und körperliche Rehabilitation von Behinderten.

Bei täglichem Unterricht über drei Jahre schloss Eli Wadler den ersten und einzigen Kurs von Dr. Moshe Feldenkrais in Israel ab und wurde befähigt, in seiner Methode zu behandeln und zu unterrichten.

Nach Abschluss des Kurses arbeitete er zehn Jahre als Assistent in seiner Praxis und mit Gruppen.

Unterhält heute Praxen in Tel-Aviv und in Herzliya, wo zahlreiche Menschen in individuellem Rahmen und in Gruppen behandelt werden.

Initiierte die Einführung der Feldenkrais-Methode bei der israelischen Armee.

Seit über zehn Jahren leitet er in Europa in Ausbildungszentren für Physiotherapeuten, Ärzte und Fachleute, 6-jährige Ausbildungskurse. in denen die Feldenkrais-Methode vermittelt wird

Am Zinman-College in Israel leitet er eine akkreditierte Ausbildung.

In Israel führt er im Rahmen des Feldenkrais-Vereins
Fortbildungskurse für Absolventen der Methode durch und
dient als Trainer bei Kursen in Jerusalem und in Haifa

Er lebt mit seiner Familie in Herzliya, Israel

Ausbildungskurse in deutscher Sprache

Eli Wadler leitet in Europa mehrjährige Ausbildungs-
und Fortbildungskurse für Feldenkrais-Lehrer in
deutscher Sprache. In diesen Kursen vermittelt er
seinen Schülern seine immense Erfahrung und
Kreativität. Ab 2005 finden in Zurzach und ZIST nach
EuroTab akkreditierte Ausbuildungskurse statt.

]

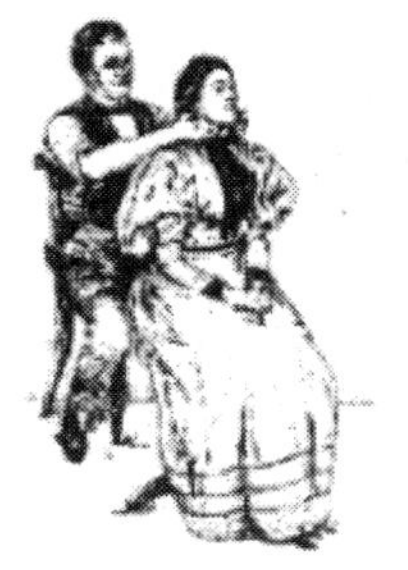

Eli Wadler Feldenkrais Institute
40, Rembrandt Strasse
+972 35 23 21 82
64045 Tel Aviv

46399 Herzeliya, Israel
tel +972 99 57 16 80
fax +972 3 522 66 21
Email: wadler@zahav.net.il

www.feldenkrais-portal.com

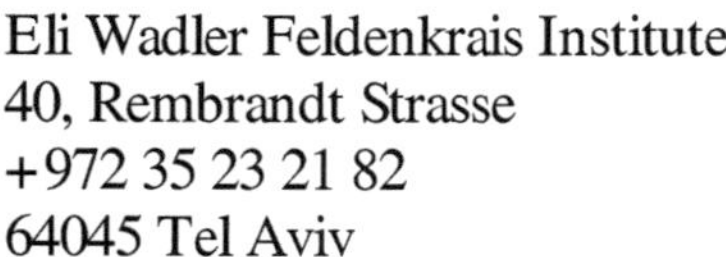

Wingate Institute
Zinman College of Physical
Education
67, Yosef Zvi street
Ramat-Gan 52312, Israel
Tel.: +972 3 6 77 40 31
Fax: +972 3 5 74 94 37
odedoph@intern.net.il

Fortbildungszentrum Zurzach
CH-5330 Zurzach
Tel +41 56 269 52 90
Fax +41 56 269 51 78
Email: fbz@rehazurzach.ch
www.fbz-zurzach.ch

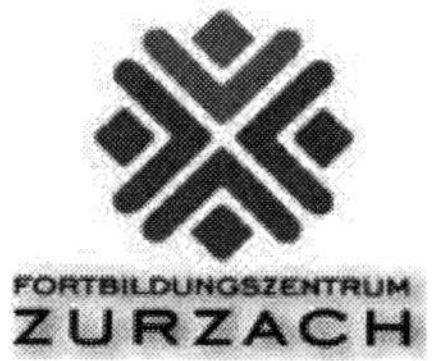

ZIST Penzberg
Zentrum für Individual- und
Sozialtherapie, e.V.
Zist 3
D-82377 Penzberg
Telefon +49 (8856) 9369-0
Fax   +49 (8856) 9369-70

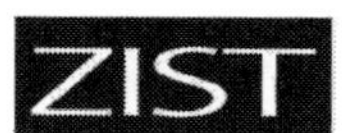